性分化疾患ケースカンファレンス

大阪府立母子保健総合医療センター ● 編

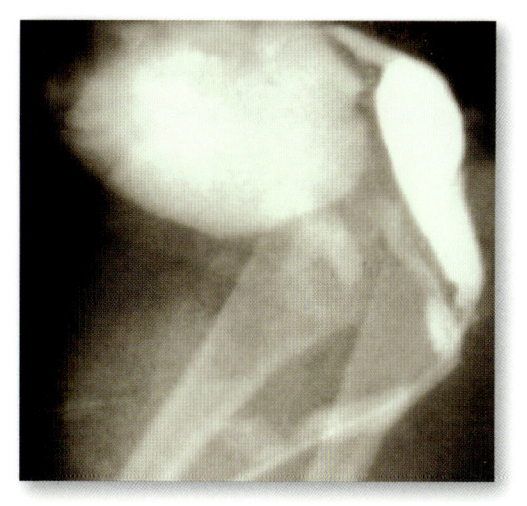

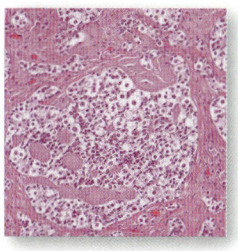

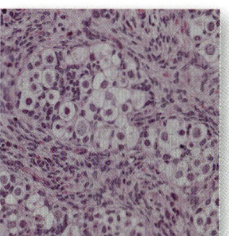

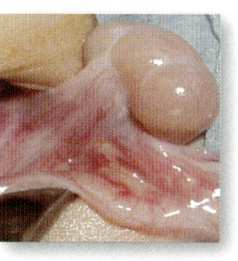

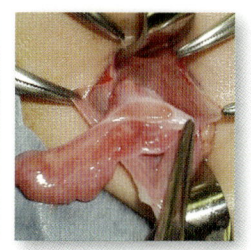

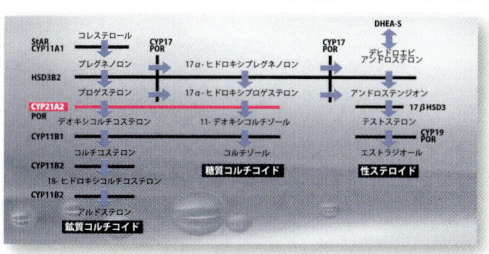

編集主幹

位田　忍
大阪府立母子保健総合医療センター消化器・内分泌科

島田　憲次
大阪府立母子保健総合医療センター泌尿器科

診断と治療社

序　文

　この度，大阪府立母子保健総合医療センター・編『性分化疾患ケースカンファレンス』が発刊されることになりました．20年来コンビを組んできた島田憲次先生が退官される機会に，母子医療センターで行っている性別判定会議（gender assignment committee）で取り上げた疾患の経験を著書としてまとめることにしました．

　1991年7月に大阪府立母子保健総合医療センターに小児部門が併設され，大阪大学小児科から私が参加することになり消化器・内分泌科（当時は第一小児内科）が立ち上がりました．泌尿器科には兵庫医科大学から島田憲次先生が赴任されました．島田先生は小児泌尿器科医として当時すでに全国的な活躍をされていましたので，近畿圏だけでなく全国の施設から性分化疾患（disorders of sex development：DSD）を含めた小児泌尿器疾患が島田先生へ紹介されてきていました．小児部門のスタートに当たり島田先生と話し合い，DSDの臨床管理方法を共同で検討することこそが小児病院であり巨大な周産期センターである母子医療センターの使命ではないかとの考えで一致しました．社会的性別判定への提言を行うための性別判定会議は，医師や看護師に加えて臨床心理士やMSWによる多職種カンファレンスで，現在まで多数の症例を検討してきています．

　時を同じくして1991年に精巣決定因子の*SRY*が同定されたことをきっかけにした性分化過程の科学的解明により社会の対応に変化が起こり，昔は「タブー」であったDSDが「疾患」として扱われるようになってきました．ハワイ大学Milton Diamond教授が当院での講演の中で，DSDの現場で大切なことは本人に対して「嘘」をつかないことであり，「嘘」があっては真のサポートはできない．自己決定をあくまでも尊重することを強調されていました．時代とともにDSDの対応は変化してきています．今までの私たちの経験により執筆した本書の内容がもっと進化すべきときがくるでしょう．しかし，稀少疾患であるDSDに遭遇したときに医療者が医学的そして社会的にどのように対応するかのヒントになり，それが患者と家族の不利益を少なくすることに多少でも寄与できるものと願っています．

　倫理面への配慮のため，取り上げている症例は，母子医療センターでの経験に基づいて編集者の責任で作成した「模擬ケース」であることにご理解いただきたいと思います．

　医学的診断に欠かせない遺伝子解析をしていただいた緒方　勤先生，深見真紀先生，道上敏美先生，生化学的検討をしていただいた塚原正人先生に感謝申し上げます．

　最後に編集にご協力いただき，辛抱強く助言をいただき発行にこぎつけていただいた，診断と治療社　坂上昭子様，土橋幸代様，堀江康弘様に感謝します．

2014年6月

大阪府立母子保健総合医療センター消化器・内分泌科　位田　忍

序　文

　新生児の性分化疾患に初めて出会ったのは，当センターに赴任した1991年でした．それまでも自分なりに小児泌尿器科疾患をみてきたつもりでしたが，このときの心の動揺は今でも記憶に新しく，「どんな検査をすればよいのか？」「性別はどう判断すればよいのか？」「家族への説明は？」と，頭の中が真っ白になり，早速自分の机に戻り教科書を開いて，それこそ一夜づけで勉強をしました．多分，新生児，乳児を相手にしておられる先生なら，病院の規模にかかわらず，同じような子どもを前にして，どうすればよいのか，途方に暮れたという経験をおもちの方があると思います．今でも新しいDSD症例が紹介されるたびに，教科書を開き，ステロイドマップを見直さないと，病態や治療の方向がはっきりと掴めないことが多々あります．経験がまだ少なかった最初の頃の私たちの対応を反省し，院内の性別判定委員会（現・会議）を位田委員長のもとに立ち上げるとともに，もっと広い年齢層にも対応ができるよう，思春期・青年期の問題もいろいろな立場からの話し合いがもてる工夫を考えております．今回，診断と治療社の協力を得て，同じような問題で困っておられる医療者の方々に向け，私たちがDSDの臨床で得た苦い経験や，多職種チームを作り，そこから得たDSDの捉えかた，考えかたを，少しでもお伝えできればと思い，本書を企画しました．DSDの分類や治療方針は時代とともに大きく変わっております．今回の内容が完全とは私自身も考えておりませんが，少なくともDSDの子どもと家族に対しては，多職種による取り組みが必要なことだけは，正しい方向と信じております．

2014年6月

大阪府立母子保健総合医療センター泌尿器科　島田 憲次

執筆者一覧

編　集

大阪府立母子保健総合医療センター

編集主幹（50音順）

位田　忍	大阪府立母子保健総合医療センター消化器・内分泌科
島田憲次	大阪府立母子保健総合医療センター泌尿器科

執筆（50音順）

池田(倉川)佳世	大阪大学大学院医学系研究科小児科学
位田　忍	大阪府立母子保健総合医療センター消化器・内分泌科
祝原賢幸	大阪府立母子保健総合医療センター新生児科
石見和世	大阪府立母子保健総合医療センター看護部
惠谷ゆり	大阪府立母子保健総合医療センター消化器・内分泌科
岡本伸彦	大阪府立母子保健総合医療センター遺伝診療科
川戸和美	大阪府立母子保健総合医療センター遺伝診療科
小泉美紀子	大阪府立母子保健総合医療センター消化器・内分泌科
小杉　恵	大阪府立母子保健総合医療センター子どものこころの診療科
佐保美奈子	大阪府立大学大学院看護学研究科
島田憲次	大阪府立母子保健総合医療センター泌尿器科
庄司保子	大阪府立母子保健総合医療センター消化器・内分泌科
上仁数義	滋賀医科大学泌尿器科学講座
曹　英樹	大阪府立母子保健総合医療センター小児外科
東田　章	守口生野記念病院泌尿器科
中尾紀恵	大阪大学大学院医学系研究科小児科学
中長摩利子	大阪府立母子保健総合医療センター消化器・内分泌科
中山雅弘	大阪府立母子保健総合医療センター検査科
西垣五月	大阪市立大学大学院医学研究科発達小児医学
西川正則	大阪府立母子保健総合医療センター放射線科
長谷川奉延	慶應義塾大学医学部小児科
長谷川真理	奈良県立医科大学小児科
平野慎也	大阪府立母子保健総合医療センター新生児科
本間桂子	慶應義塾大学病院中央臨床検査部
又吉　慶	沖縄県立中部病院小児科
松井　太	大阪府立母子保健総合医療センター泌尿器科
松本富美	大阪府立母子保健総合医療センター泌尿器科
三善陽子	大阪大学大学院医学系研究科小児科学
矢澤浩治	大阪府立母子保健総合医療センター泌尿器科
山田寛之	大阪府立母子保健総合医療センター消化器・内分泌科
山本悦代	大阪府立母子保健総合医療センター子どものこころの診療科
米倉竹夫	近畿大学医学部奈良病院小児外科

病理写真・所見（50音順）

小西 暁子	大阪大学大学院医学系研究科小児科学
竹内　真	大阪府立母子保健総合医療センター検査科
橘 真紀子	大阪大学大学院医学系研究科小児科学
中山 雅弘	大阪府立母子保健総合医療センター検査科
松岡 圭子	大阪府立母子保健総合医療センター検査科

目 次

序文 ·· ii

執筆者一覧 ·· iv

略語一覧 ·· x

I. 総論　1

❶ 性分化疾患の基礎知識 ·· 2
1. 内科的診断のアプローチ ·· 2
2. 検査とデータの読みかた ·· 7
3. 性別判定 ·· 15

❷ 発生学（Embryology） ·· 19
❸ 性分化疾患にかかわる染色体と遺伝子 ······························ 26
❹ 病理診断 ·· 30
❺ 画像診断 ·· 39
❻ 外科的アプローチ ··· 46
❼ 心理的アプローチ ··· 50
❽ 尿ステロイドプロフィルによる診断 ····································· 55

II. ケースカンファレンス　61

第1章 性染色体異常に伴う性分化疾患（sex chromosome DSD）　62

❶ Y染色体をもつTurner症候群 ·· 62

case ❶ gonadoblastomaを伴った45,X / 46,XYモザイクTurner症候群の9歳女子

❷ 45,X / 46,XY（混合型性腺異形成） ·· 65

case❶ 性別判定が困難なため緊急搬送された新生児症例

case❷ 尿道下裂と一側非触知性腺にて紹介された症例

第2章 46,XY性分化疾患（46,XY DSD）　　　　　　　　　　　　70

A 性腺（精巣）分化異常

❶ 完全型性腺異形成（Swyer症候群） ·· 70

case❶ 原発性無月経でみつかったいわゆる46,XY sex reversalの症例

❷ Frasier症候群 ·· 72

case❶ 巣状糸球体硬化症治療中の二次性徴未発来の1例

❸ Denys-Drash症候群 ·· 74

case❶ 尿道下裂と両側停留精巣の治療中に末期腎不全となった症例

case❷ 尿道下裂，両側停留精巣の術前にWilms腫瘍が発見された男子例

❹ campomelic dysplasia ·· 79

case❶ campomelic dysplasiaの1例

❺ 精巣退縮症候群（testicular regression syndrome/vanishing testis syndrome）·· 83

case❶ 両側非触知精巣，マイクロペニスを認めた新生児の1例

❻ 卵精巣性（ovotesticular）DSD ··· 86
＊卵精巣性DSDは46,XY DSD，46,XX DSDのどちらにも分類されるが，本書では便宜上本項にて紹介する．

case❶ 高度尿道下裂と考えられたが性腺生検を施行し46,XX卵精巣性DSDの診断に至った症例

case❷ 生後3か月時に卵精巣性DSDの確定診断に至り，男性から女性へと戸籍の変更を行った症例

case❸ 停留精巣の手術時に性腺の形態異常にて性分化疾患を疑われた症例

B アンドロゲン合成障害・作用異常

❶ アンドロゲン生合成障害 ・・・・・・・・・・・・・・・・・・・・・・・・・・・・・・・・・・・ 93

_{case}❶ 社会的性別を女子から男子に変更した5α-還元酵素欠損症の1例

_{case}❷ 乳児期の副腎不全を契機に診断されたStAR異常の症例

_{case}❸ 外性器異常，精神発達遅滞で紹介された社会的女子のSmith-Lemli-Opitzの1例

❷ アンドロゲン不応症 ・・ 100

_{case}❶ 鼠径部腫瘤を契機に新生児期に診断に至った完全型アンドロゲン不応症の症例

_{case}❷ 生後1か月にhCG負荷試験にて診断された部分型アンドロゲン不応症の症例

❸ LH受容体異常（Leydig細胞無形成・低形成）・・・・・・・・・・・・・・・・・ 105

_{case}❶ LHとテストステロンが低値を示したambiguous genitaliaの男子例

第3章 46,XX性分化疾患（46,XX DSD） 108

A 性腺（卵巣）分化異常

❶ 46,XX male（46,XX testicular disorders of sex development）・・・ 108

_{case}❶ 尿道下裂で紹介されたSRY陰性46,XX maleの症例

B アンドロゲン過剰

❶ 先天性副腎過形成（21-水酸化酵素欠損症）・・・・・・・・・・・・・・・・・・・・ 110

_{case}❶ 外性器異常と色素沈着が治療により改善した症例

❷ 胎児胎盤性アンドロゲン過剰（POR異常症）・・・・・・・・・・・・・・・・・・・ 120

_{case}❶ 外性器異常と鎖肛を主訴とし，Antley-Bixler症候群を伴ったPOR異常症の女子例

❸ 母体性（luteoma，外因性など）・・・・・・・・・・・・・・・・・・・・・・・・・・・・・・ 124

_{case}❶ 母体アンドロゲン産生腫瘍による女子胎児の男性化症例

第4章 その他　　127

❶ 高度尿道下裂 ………………………………………………… 127

　case❶ 新生児期に高度尿道下裂を認めた症例

　case❷ 当初女子と判断された子宮内発育遅延の極低出生体重児の1例

❷ 総排泄腔外反症 ……………………………………………… 131

　case❶ 巨大臍帯ヘルニアに合併した男子総排泄腔外反症

　case❷ 特異な外性器形態を示した男子総排泄腔外反症

索引 …………………………………………………………… 134

column

神話のなかのintersex ………………………………………………… 25

CAIS症例の腟に対する処置 ………………………………………… 102

21-水酸化酵素欠損症―看護アプローチ …………………………… 114

21-水酸化酵素欠損症―セクシュアリティ ………………………… 116

21-水酸化酵素欠損症―新生児の取り扱い ………………………… 118

reference

精巣退縮症候群の陰茎伸展測定法 …………………………………… 85

POR欠損症（異常症）の診断の手引き ……………………………… 123

妊娠中のアンドロゲン過剰の原因 …………………………………… 126

略語一覧

略語	欧文	和文
3βHSDD	3β-hydroxysteroid dehydrogenase	3β-水酸化ステロイド脱水素酵素欠損症
21OHD	21-hydroxylase deficiency	21-水酸化酵素欠損症
17OHP	17-hydroxyprogesterone	17-ヒドロキシプロゲステロン
ACTH	adrenocorticotropic hormone	副腎皮質刺激ホルモン
AMH	anti-Müllerian hormone	抗Müller管ホルモン
CAH	congenital adrenal hyperplasia	先天性副腎過形成
CAIS	complete androgen insensitivity syndrome	完全型アンドロゲン不応症
DHEA	dehydroepiandrosterone	デヒドロエピアンドロステロン
DHEA-S	dehydroepiandrosterone sulfate	デヒドロエピアンドロステロンサルフェート
DHT	dihydrotestosterone	ジヒドロテストステロン
DSD	disorders of sex development	性分化疾患
GH	growth hormone	成長ホルモン
hCG	human chorionic gonadotropin	ヒト絨毛性ゴナドトロピン
hMG	human menopausal gonadotropin	ヒト閉経期ゴナドトロピン
INSL3	insulin-like hormone 3	インスリン様ホルモン3
IUGR	intrauterine growth retardation	子宮内発育遅延
LCH	Leydig cell hypoplasia	Leydig細胞無形成・低形成
LH	luteinizing hormone	黄体形成ホルモン
MGD	mixed gonadal dysgenesis	混合型性腺異形成
PAIS	partial androgen insensitivity syndrome	部分型アンドロゲン不応症
PMDS	persistent Müllerian duct syndrome	Müller管遺残症
PORD	P450 oxidoreductase deficiency	P450オキシドリダクターゼ異常症(欠損症)
SHBG	sex hormone binding globulin	性ホルモン結合グロブリン
SPL	streched penile length	伸展陰茎長
SRY	sex determining region Y	
StAR	steroid acute regulatory protein	
T	testosterone	テストステロン

I

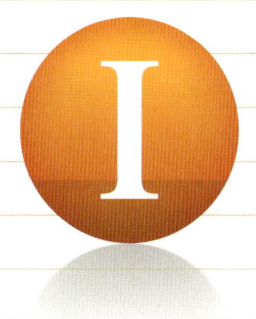

総　論

① 性分化疾患の基礎知識
1. 内科的診断のアプローチ

　性分化疾患（disorders of sex development：DSD）は，性腺，性器の発育が非典型的である状態と定義され，臨床的には男女が不明瞭な外性器異常を呈することが多い．DSD診療の課題は初期対応とフォローアップである．初期対応はDSD児が生まれたときの対応の問題であり，医学的診断に加えて性別判定への提言が必要で，社会的緊急疾患として扱われる必要がある．また，長期のフォローアップにおいて，繰り返しての病態説明，性ホルモン補充や形成術後の機能や腫瘍発生のフォローに加えて，本人への病名告知と疾患の受け入れをどのようにサポートするか，場合によっては社会的性の変更についても検討，成人内科や泌尿器科，婦人科へどのようにトランジションするか，などの課題がある．

　医学的診断については1991年，精巣決定因子の*SRY*が同定されたことをきっかけに[1]さまざまな研究が進展し，現在まで性分化過程の分子遺伝学的解明が進んでいる．一方，性別判定はその人の一生を左右する大きな事象で，科学的であると同時に患者や家族の気持ちに寄り添った慎重かつ迅速な対応が求められる．2005年，シカゴで国際コンセンサス会議が行われ，DSDのことばの定義や診断・治療，社会的サポートに言及した新たな展開となった[2]．わが国においては，日本小児内分泌学会性分化委員会（委員長：当時・大山健司，現在・堀川玲子）と厚生労働科学研究費難治性疾患克服研究事業性分化異常に関する研究班（研究代表：緒方勤）が合同で「性分化疾患初期対応の手引き」を作成し，一定の標準化を目指している[3]．

　総論全体として，内科的診断のアプローチと検査法，社会的性別に関する考えかた，心理的アプローチ，外科的アプローチ，発生学や性腺病理，画像診断，尿ステロイドプロフィルなどを紹介し，個々の症例の検討にあたって必要となる基礎知識をまとめた．本項ではまず，医学的診断に必要な知識をまとめる．

1 通常の性分化過程
（図1〜3，Ⅰ.❷発生学参照）

　図1は通常の性分化過程を示している．未分化性腺は卵巣にも精巣にも分化でき，基本的には女

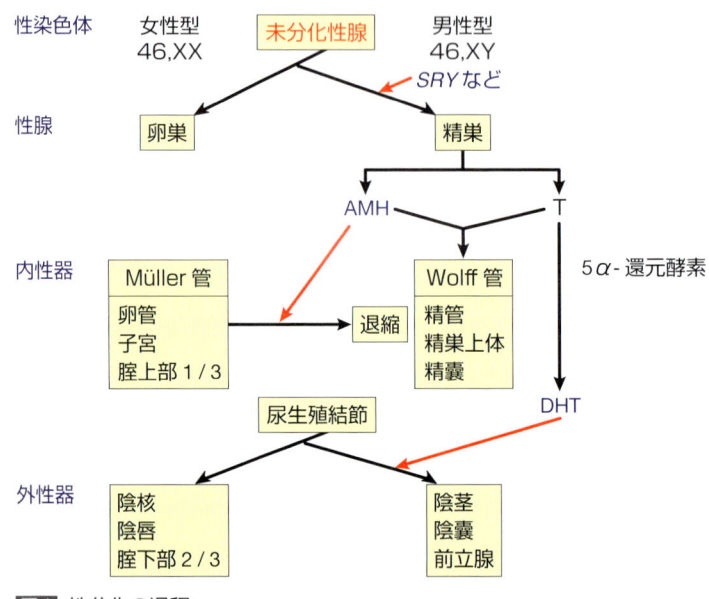

図1 性分化の過程

性型に分化する．図2[4)]は内・外性器の男性化の過程を図に表し，図3[4)]には現在までにわかっている性分化にかかわる主要因子と作用時期を示している（主遺伝子に関しての詳細はⅠ．❸性分化疾患にかかわる染色体と遺伝子参照）．

図1はおもに形態分化をまとめており内性器の男性型はWolff管で，精管，精巣上体，精囊に，女性型はMüller管で，卵管，子宮，腟上部1/3に分化する．外性器は泌尿生殖結節から男性型は前立腺，陰囊，陰茎，女性型は腟下部2/3，陰唇，陰核が分化する．DSDの診療にあたって，検査結果をまとめる際にどこの障害かを考えるのに便利な図である（Ⅰ．❷発生学；図7参照）．性分化には，①染色体（XYか，XXか），②性腺（精巣か，卵巣か），③内・外性器の表現型（子宮があるか，陰茎なのか，陰核なのか，など），さらに④精神心理的な性分化（脳性分化）がある．

未分化性腺にY染色体短腕上のSRYをはじまりとする遺伝子群が働いていて精巣が形成されると，胎児精巣から出る抗Müller管ホルモン（anti-Müllerian hormone：AMH）とテストステロン（testosteron：T）により内性器と外性器の男性化が誘導され男性型となる（図2）[4)]．①Leydig細胞で産生されるTによってWolff管が発達，安定化し，精管，精囊，精巣上体ができる．②5α-還元酵素の作用によりTから転換されたジヒドロテストス

テロン（dihydrotestosterone：DHT）が胎児の外性器を男性化（陰茎と陰囊の形成）させ，③Sertoli細胞で産生されるAMHが，Müller管間葉のTGFファミリー受容体に結合して子宮や卵管に分化するのを阻止する．これら一連の分化の過程は胎生6〜12週で完成する．胎生9週の終わりには，ヒト絨毛性ゴナドトロピン（human chorionic gonadotropin：hCG）の刺激によりLeydig細胞からのT分泌がはじまり，妊娠後半は胎児下垂体由来のLHの刺激により胎児精巣からのT分泌が維持され，陰茎形成以降の陰茎の成長が起こる（図3）．胎盤機能不全は，hCGが少ないためにTの十分な上昇が得られず，マイクロペニスや外性器の未発達の原因になりうる．精巣下降が8〜15週にLeydig細胞から分泌されるTおよびINSL3により誘導される．

女性分化の過程は，未分化性腺から内・外性器の分化は基本的には女性に分化するようにプログラムされていると考えられてきたが，最近の知見では卵巣への分化維持において，特異的な遺伝子群があり女性分化も能動的であることがわかってきた（図3）[4)]．卵巣は通常，思春期になってエスト

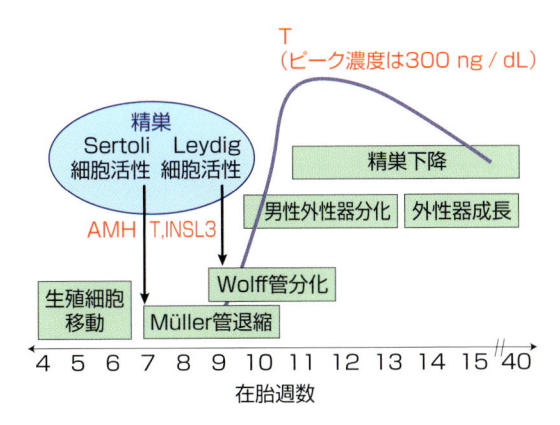

図2 内・外性器の男性化の過程
〔Achermann JC, et al.:Disorders of sex development. In: Melmed S et al.（eds），Williams Textbook of Endocrinology. 12th ed, Elsevier Saunders, Philadelphia, 2011;868-934，より引用一部改変〕

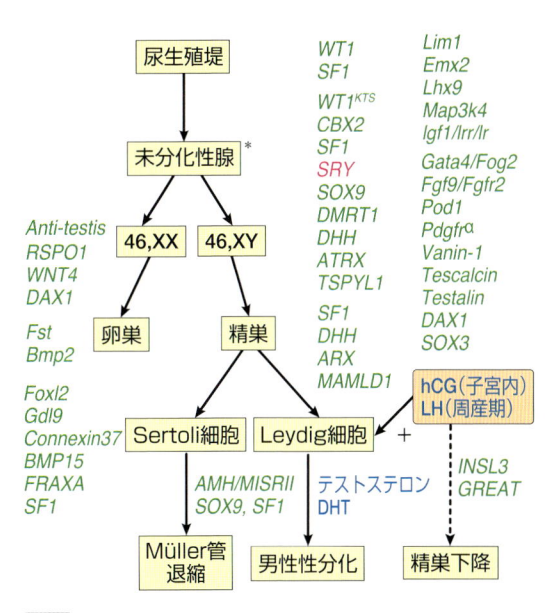

図3 性分化過程における主要因子と作用時期
＊：卵巣・精巣いずれにも分化できる未分化性腺
〔Achermann JC, et al.:Disorders of sex development. In: Melmed S et al.（eds），Williams Textbook of Endocrinology. 12th ed, Elsevier Saunders, Philadelphia, 2011;868-934，より引用一部改変〕

表1 推奨された新命名法

旧命名法	新命名法
Intersex	Disorders of sex development (DSD)
Male pseudohermaphrodite	
Undervirilizition of an XY male	} 46,XY DSD
Undermasculinazation of an XY male	
Female pseudohermaphrodite	
Overvirilization of an XX female	} 46,XX DSD
Masculinization of an XX female	
True hermaphrodite	Ovotesticular DSD
XX male or XX sex reversal	46,XX testicular DSD
XY sex reversal	46,XY complete gonadal dysgenesis

〔Hughes IA, et al.: Consensus statement on management of intersex disorders. Arch Dis Child 2006;91:554-562〕

表2 染色体からみたDSD分類の1例

性染色体異常に伴う性分化疾患 (sex chromosome DSD)	46,XY性分化疾患 (46,XY DSD)	46,XX性分化疾患 (46,XX DSD)
A) 45,X (Turner症候群など) B) 47,XXY (Klinefelter症候群など) C) 45,X/46,XY〔混合型性腺異形成、卵精巣性 (ovotesticular) DSD〕 D) 46,XX/46,XY〔キメラ、卵精巣性 (ovotesticular) DSD〕	A) 性腺(精巣)分化異常 　1) 完全型性腺異形成 (Swyer症候群) 　2) 部分型性腺異形成 　3) 精巣退縮症候群 　4) 卵精巣性 (ovotesticular) DSD B) アンドロゲン合成障害・作用異常 　1) アンドロゲン生合成障害 (17βHSD欠損症、3βHSD欠損症、5α-還元酵素欠損症、StAR異常症 Smith-Lemli-Opitz症候群、POR異常症) 　2) アンドロゲン不応症 (完全型、部分型) 　3) LH受容体異常 (Leydig細胞無形成・低形成) 　4) AMHおよびAMH受容体異常 (Müller管遺残症) C) その他 (高度尿道下裂、総排泄腔外反症など)	A) 性腺(卵巣)分化異常 　1) 卵精巣性 (ovotesticular) DSD 　2) 精巣発生異常 Testicular DSD (SRY+、SOX9など) 　3) 性腺異形成症 B) アンドロゲン過剰 　1) 胎児性 (21-水酸化酵素欠損症、11β-水酸化酵素欠損症、POR異常症など) 　2) 3βおよび胎児胎盤性アンドロゲン過剰 (アロマターゼ欠損症、POR異常症) 　3) 母体性 (luteoma、外因性など) C) その他 (総排泄腔外反症、腟閉鎖MURCSなど)

DSD：性分化疾患、17βHSD：17β-水酸化ステロイド脱水素酵素、3βHSD：3β-水酸化ステロイド脱水素酵素、StAR：steroidgenic acute regulatory、AMH：抗Müller管ホルモン、MURCS：Müllerian, renal, cervicothoracic somite abnormalities
〔緒方 勤、他：性分化異常症の管理に関する合意見解．日本小児科学会雑誌 2008;112:565-578．より引用一部改変〕

ロゲンを産生しはじめ、それに伴い乳腺や子宮が成熟し、月経周期が確立される。そのため女性性分化の異常がわかるのは思春期以降となる。DSDの一部は、思春期遅発や無月経を主訴に外来を受診し診断される。

2 DSDの名称(表1)[2]

DSDは過去に"インターセックス""半陰陽"などの用語が用いられてきたが、これらのことばは軽蔑的差別的意味が潜むため、2005年シカゴで、アメリカ小児内分泌学会、ヨーロッパ小児内分泌

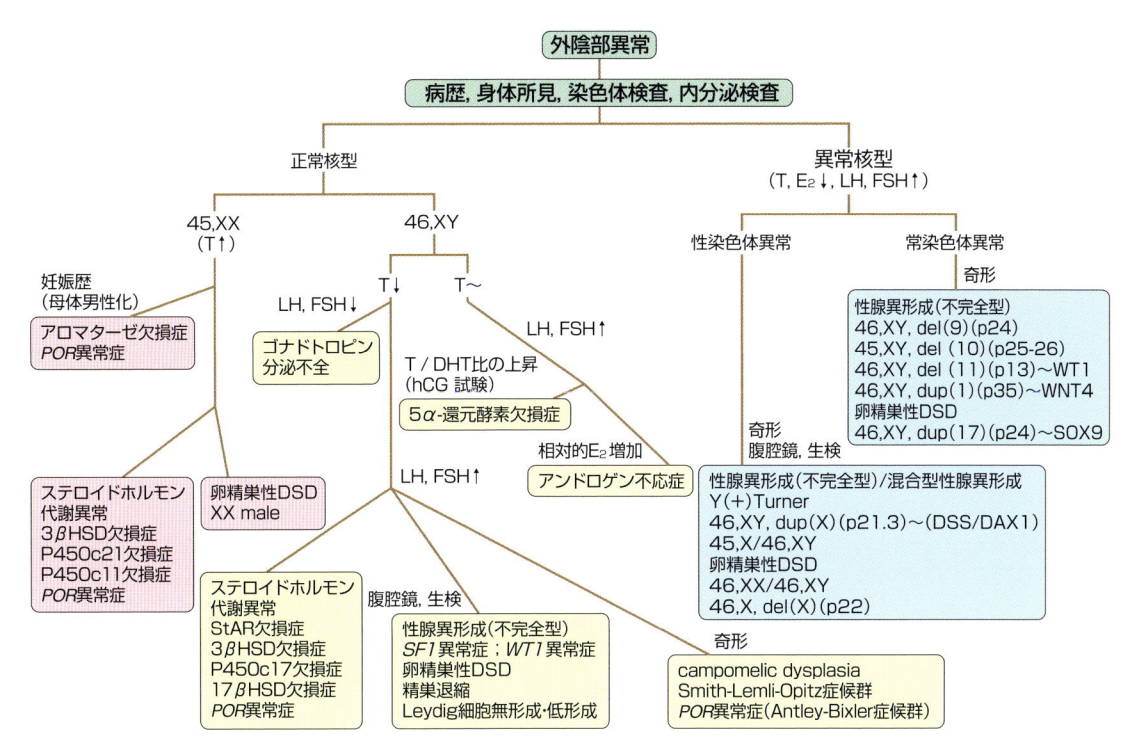

図4 性分化疾患診断のアプローチ

〔Koopman P, et al.:Male development of chromosomally female mice transgenic for Sry. Nature 1991;351:117-121, より一部改変〕

表3 性分化疾患を疑う所見

1. 性腺を触知するか：停留精巣など
2. 陰茎あるいは陰核の状態：マイクロペニスあるいは陰核肥大か
   ＊亀頭が露出していれば陰核肥大を疑うが，露出していなくても陰核肥大でないとはいえない
3. 尿道口の開口部位：尿道下裂あるいは陰唇癒合がないか．通常の位置と異ならないか
4. 陰嚢あるいは陰唇の状態：陰嚢低形成あるいは大陰唇の男性化(肥大し皺がよる)がないか
5. 腟の状態：腟盲端(dimpleのみの形成もあり)や，泌尿生殖洞(尿道口と共通になる)はないか
6. 色素沈着はないか

〔Koopman P, et al.:Male development of chromosomally female mice transgenic for Sry. Nature 1991;351:117-121〕

学会主催によりコンセンサス会議が開催され，名称の変更が検討された．ラテンアメリカ，オーストラリアをはじめ，日本からも故・藤枝憲二先生が専門家として参加．小児内分泌科医，小児泌尿器科医，心理学者，基礎生理学者，患者団体の代表(イギリスからアンドロゲン不応症，アメリカからは卵精巣性DSDの患者)が参加した．**表1**に提唱された命名法を示す[2]．わが国においても2008年に厚生労働省の班研究と小児内分泌学会性分化委員会より翻訳版[5]が出され，DSDという名称の啓蒙がはじまり，現在では一般的に使用されている．

しかし遺伝的性から分類された，新分類の問題点は，たとえば卵精巣性DSDでは，46,XY DSD, 46,XX DSDどちらにも分類されることであり，分類としては不十分である．

3 医学的診断のアプローチ
(表2[5]，表3[1]，図4[1]，I.❶-3性別判定；図1)

DSD診療において，速やかな"医学的な病名診断"とそれに加えて"社会的性別の判定"への対応が必要である．DSDを疑う所見を**表3**に，医学

的診断のアプローチを図4に示す．診断には先に述べた，図1の①染色体，②性腺，③内・外性器の性別の評価，をしながら病態に迫る．性染色体からみたDSD分類の1例を表2に示す．46,XY DSDは，精巣の形成異常か，精巣形成は正常であるが精巣で産生されるホルモン(T，AMH，INSL3)およびDHTの産生や効果の障害により，完型から不完型までの幅広い男性化障害が生じる病態である．46,XX DSDは，卵巣の形成異常か，卵巣形成は正常であるがT効果の過剰によりさまざまな程度の男性化を呈する状態で，副腎由来と胎盤由来がある．46,XY DSDと46,XX DSDの両方の病態を示す卵精巣性(ovotesticular) DSDは，精巣と卵巣の両方が共存する状態で，両側性腺が卵精巣(ovotestis)であるか，一側が卵精巣で対側が卵巣である場合が多い．また，POR遺伝子異常症(ミクロゾームに存在するCYP酵素群の機能低下症)がある．性染色体異常に伴うDSDのうち，混合型性腺異形成(45,X／46,XY)は，表現型は完全男性型からTurner症候群の完全女性型まで多様である．陰嚢の左右差があり，片側の精巣と対側の索状性腺を示すことが多いが，両側索状性腺の場合もある．

次項Ⅰ.❶-2検査とデータの読みかたで検査法を詳述する．"社会的性別の判定"について詳細はⅠ.❶-3性別判定で述べる．

日本小児内分泌学会から出されている「性分化疾患初期対応の手引き」は，DSDを診療する医療関係者の速やかな診断とよりよい性別判定の標準化を図り，関係者の不用意な発言を避けて児および家族の社会的不利益を最低限にとどめるための手引きである．DSDの診療にあたっては集学的チームで初期だけでなく長期にわたる継続的な対応が必須である．

文 献

1) Koopman P, et al.:Male development of chromosomally female mice transgenic for Sry. Nature 1991;351:117-121
2) Hughes IA, et al.:Consensus statement on management of intersex disorders. Arch Dis Child 2006;91:554-562
3) 堀川玲子，他：日本の性分化疾患の実情．性分化疾患の初期対応．日本小児科学会雑誌 2011;115:5-12
4) Achermann JC, et al.:Disorders of sex development. In:Melmed S et al.(eds)，Williams Textbook of Endocrinology. 12th ed, Elsevier Saunders, Philadelphia, 2011;868-934
5) 緒方　勤，他：性分化異常症の管理に関する合意見解．日本小児科学会雑誌 2008;112:565-578

(位田 忍)

① 性分化疾患の基礎知識
2. 検査とデータの読みかた

本項では，性分化疾患（disorders of sex development：DSD）を疑う身体所見と鑑別に行う検査とそのデータの読みかたを解説する．

1 身体所見[1,2]

DSD所見（❶-1内科的診断のアプローチ；表3）にあるように，性腺を触知するか，外陰部のoutlet（前から尿道口，腟口，肛門の3つ）がいくつあるか，陰茎あるいは陰核の状態・陰囊あるいは陰唇の状態は身体所見として非常に重要である．

外性器の形態としては，陰茎長[3,4]（表1），陰核の大きさ[5]（表2；日本人の正常値は陰核包皮を含んだ横径・長径ともに7mmを上限とする[6]），尿道口や腟口の開口と位置，陰茎形成の程度，陰唇癒合の程度などを評価する．陰茎長は，陰茎背側基部の恥骨から陰茎を伸展して計測する（図1）．鼠径部，陰囊あるいは陰唇内に構造物を触知する場合は，精巣である可能性が高いが，卵精巣（ovotestis）の可能性もある．触診で精巣は弾力性があり，索状性腺や卵巣は硬である．精巣様構造を有すれば，その大きさと容積を，精巣計を用いて計測する（表1）．精巣が片側性であれば，肥大している可能性がある．色素沈着は，先天性副腎過形成を疑う所見で，外陰部の他に，口唇，乳頭部，腋窩に現れることがある．DSDを伴うある種の奇形徴候の存在は，疾患診断の大きなヒントとなるため，慎重に診察する（表3）．このような所見を認めれば，速やかに医療チーム（Ⅰ.❶-3性別判定参照）を招集し，検査・診断を進めていく．とくに副腎疾患では医療面の緊急性も高い．

また，しばしば早産児のDSDが問題となることがある．早産児では，外性器の発達が未熟であり，精巣下降が生理的に不十分であったり，一般状態が不良で，浮腫などにより十分な診察所見が得られないことや，脂肪組織が少なく陰核を肥大と過大評価してしまうこともあるので注意を要する（表2）．

2 検査の進めかた[2]

DSDの検査を行う際には，性分化の流れを知っておく必要がある（Ⅰ.❶-1内科的診断のアプローチ；図1, 4，❶-3性別判定；図1参照）．家族歴

表1 精巣容量と陰茎長

年齢	右精巣 縦径	横径(cm)	容積(cm^3)	左精巣 縦径(cm)	横径(cm)	容積(cm^3)	陰茎長(cm)
5日	1.8±0.3	1.1±0.2	1.1±0.4	1.7±0.3	1.1±0.1	1.1±0.4	2.9±0.5
1か月	2.1±0.2	1.3±0.2	1.8±0.5	2.1±0.3	1.2±0.2	1.7±0.7	2.9±0.3
3か月	2.1±0.2	1.2±0.1	1.6±0.4	2.1±0.2	1.1±0.1	1.4±0.4	3.1±0.4

〔Fujieda K, et al.: Growth and Maturation in the Male Genitalia From Birth to Adolescence I. Change of Testicular Volume. Acta Paediatr Jpn 1987;29:214-219 / Fujieda K, et al.: Growth and Maturation in the Male Genitalia From Birth to Adolescence II. Change of Testicular Volume. Acta Paediatr Jpn 1987;29:220-223〕

表2 陰核の大きさ

年齢		横径(mm)	縦径(mm)	年齢		横径(mm)	縦径(mm)
早期産児 3～6日	在胎：25～32週	5.6±0.8	6.5±1.3	正期産	3～6日	4.4±1.2	4.3±1.1
	在胎：33～36週	5.1±0.9	5.1±1.2		21～28日	4.5±1.3	4.2±1.2
					1か月	4.6±1.3	4.8±1.1

〔横谷 進，他：未熟児・新生児・乳児・幼児における陰茎および陰核の大きさの計測 先天性内分泌疾患の早期発見にそなえて．ホルモンと臨床 1983;31:1215-1220〕

は診断上有力な情報となる．母体の妊娠中の男性化（胎盤アロマターゼ欠損症やPOR異常症に特徴的）の有無，ホルモン製剤使用歴も重要な情報である．羊水過少や胎盤低形成はテストステロン分泌にかかわる胎盤の重要な情報である．同胞がいる場合，鼠径ヘルニアや停留精巣の有無も確認したい．

初期に行うべき検査を表4に示す．ここで重要なのは，性腺系と副腎系の検査を行うことである．

性腺系検査としては，テストステロン，エストラジオール，LH，FSHの基礎値をまず測定する．テストステロン高値の場合は，女性型の表現型であっても精巣の存在を示唆するので，精巣の検索を行う．ただし，胎児副腎由来のステロイド中間代謝物の交差反応や干渉を受けて，テストステロンの偽高値を示すことがあるため注意しなくてはならない．テストステロン低値であれば，hCG負荷試験とLH-RH負荷試験を行う．hCG負荷試験

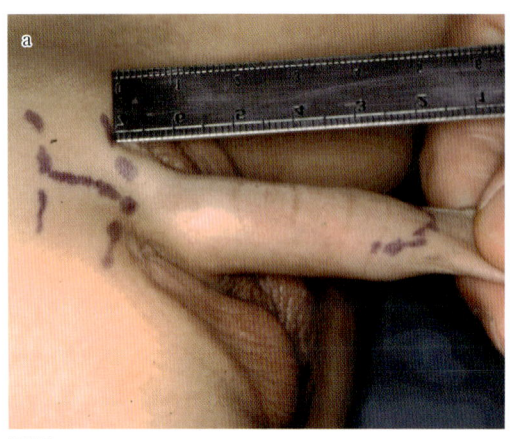

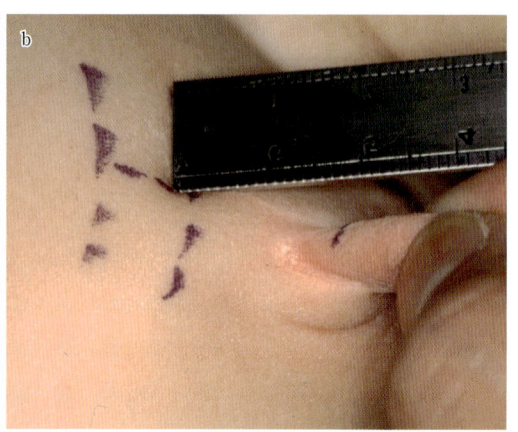

図1 陰茎長の測定方法
a：正常陰茎，b：マイクロペニス
〔写真提供：島田憲次〕

表3 性分化疾患を伴う染色体異常や奇形症候群を疑う所見の1例

外反肘・翼状頸	⇒ Turner症候群
長幹骨の彎曲，頭蓋骨・骨盤の変形	⇒ campomelic dysplasia
尿道下裂と第2,3足趾の合趾，両側側頭の狭小，上向きの鼻翼	⇒ Smith-Lemli-Opits症候群
上腕骨橈骨融合，多発指趾 関節拘縮（Antley-Bixler症候群）	⇒ PORD

表4 DSDを診察したときに行う検査

早期	血液・尿	電解質，コレステロール，血糖値，一般尿検査（蛋白尿）
	性腺系	LH, FSH, テストステロン，エストラジオール，AMH
	副腎系	コルチゾール，ACTH，17OHP，尿中ステロイド分画（血漿レニン活性，血漿アルドステロン濃度）
	染色体	G-banding，染色体FISH-X，FISH-Y，SRY
	画像検査	超音波，MRI
必要時	LH-RH負荷試験，hCG負荷試験（T/DHT比）hMG負荷試験，ACTH負荷試験，遺伝子検査	

によるテストステロンの低値とLH-RH負荷試験によるLH/FSHの過剰反応があれば，Leydig細胞低形成，先天性副腎リポイド過形成，POR異常症などが鑑別にあげられる．また，5α-還元酵素欠損症ではhCG負荷後のテストステロン/ジヒドロテストステロン比（T/DHT比，10以上）の上昇が認められる．アンドロゲン不応症では，LH，FSH，エストラジオールの比較的高値を認める．ゴナドトロピン分泌不全症では，LH-RH負荷試験におけるLH/FSHの反応低下を認める．一方エストラジオールは，正常女性でも思春期までホルモン産生細胞が発達しないため，評価が難しい．しかし，hMG負荷試験でエストラジオールの反応を認める場合は卵巣成分の存在が示唆されるので有用な所見となる．

副腎系の検査では，コルチゾール，ACTHの基礎値をまず検討する．DSDには急性副腎不全や急性腎不全を合併する疾患があるため，血清電解質，尿蛋白は必ず測定する．ACTH負荷試験時の血中・尿中ステロイドプロフィルでは，性腺・副腎に共通するステロイドホルモン代謝異常症による副腎過形成，POR異常症などの診断に有用である．

女子のDSDでもっとも頻度の高い21-水酸化酵素欠損症の診断のために，外性器・乳頭・腋窩に色素沈着を認める場合は17OHPの測定（濾紙血），尿ステロイドプロフィル〔ガスクロマトグラフ質量分析計（gas chromatography mass spectrometry：GC/MS）法〕を検討する（Ⅰ.❽尿ステロイドプロフィル参照）．尿ステロイドプロフィルは，副腎疾患の鑑別に大変役立つ．

3 新生児期～乳児期の各ホルモンのデータの読みかた

a テストステロン

男子において，通常，胎児期性分化臨界期において著増する．そこから出生時にかけていったん低下し，乳児早期の生後2～3か月頃には再び高値を示し（mini puberty），生後6か月頃までに低下する[7]．また，新生児期は，胎児副腎由来のステロイド産物の影響で偽高値を示すことがある．よって，女子でも生後1か月頃まで多少の上昇（100 ng/dL程度）を認めることもある[8]．男子におけるテストステロン値の変動を図2に示す．

b エストラジオール

卵巣成分の存在を表すエストラジオールは，テストステロンと同様に，新生児期は高値であるが，乳幼児期には低値となり，ホルモン産生細胞の発達する思春期に再上昇がみられる．CLIA法による基準値を表5に示す[9]．

c LH，FSH

新生児期・乳幼児期にはいわゆるmini pubertyの影響で思春期と同レベルまで上昇する．正常男子では，生後4～10週でピークに達し，6か月になると前思春期レベルまで低下する．正常女子では個人差があるが，2～3歳頃まで軽度高値のことがある．IRMA法による小児年齢別基準値の一部を表6[10]に示す．

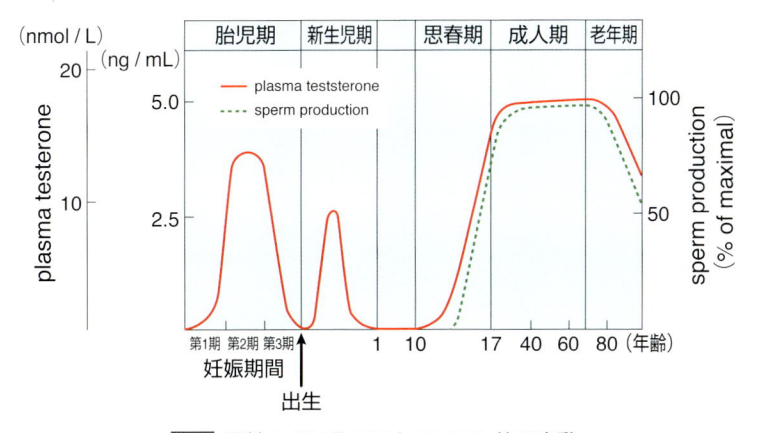

図2 男性におけるテストステロン値の変動

表5 エストラジオールの基準値（CLIA法）

		男子 (pg/mL)	女子 (pg/mL)
年齢	1～7日	～62.4	6.8～31.6
	8～15日	8.4～34.3	11.4～36.5
	16日～10歳	6.0～23.2	5.7～29.7

〔Elmlinger MW, et al.:Reference ranges for serum concentrations of lutropin（LH）, follitropin（FSH）, estradiol（E2）, prolactin, progesterone, sex hormone-binding globulin（SHBG）, dehydroepiandrosterone sulfate（DHEAS）, cortisol and ferritin in neonates, children and young adults. Clin Chem Lab Med 2002;40:1151-1160. より抜粋〕

d 抗Müller管ホルモン

抗Müllerホルモン（anti-Müllerian hormone：AMH）はSertoli細胞機能を反映し，精巣成分の有無を判定するのに有用である．AMHは，男子では出生後に著明に増加して生後3か月頃ピークとなるが，生後12か月頃までに低下し，思春期開始まではほぼ変動せず，思春期開始し精巣容量が増加するにつれて低下する（**表7**）[11]．女子では全年齢を通じて男子よりも明らかな低値で，生後3か月に軽度の上昇後，8歳以降25歳まで一定となり，そ

表6 正常小児男女別LH・FSH測定値

性別	年齢（歳）	LH（mIU/mL） LogM－1SD～＋1SD（平均）	FSH（mIU/mL） LogM－1SD～＋1SD（平均）
男子	0～1	0.3～1.9（0.8）	0.8～3.0（1.6）
	2～3	0.2～1.2（0.4）	0.8～2.8（1.5）
	4～5	0.3～0.7（0.4）	1.0～2.1（1.4）
	6～7	0.1～0.5（0.2）	0.6～2.2（1.2）
	8～9	0.1～0.9（0.3）	0.7～3.1（1.5）
	10～11	0.1～2.1（0.5）	1.6～6.5（3.2）
	12～13	0.6～4.4（1.6）	3.6～7.1（5.1）
	14～15	0.5～3.1（1.2）	0.9～6.7（2.4）
女子	0～1	0.2～0.7（0.4）	1.8～8.6（4.0）
	2～3	0.2～1.2（0.4）	1.7～10.3（4.2）
	4～5	0.2～1.1（0.5）	1.3～4.6（2.5）
	6～7	0.2～0.7（0.3）	1.0～3.9（2.0）
	8～9	0.2～1.0（0.4）	1.2～4.7（2.4）
	10～11	0.2～3.2（0.8）	2.4～9.6（4.8）
	12～13	1.2～10.2（3.5）	3.4～9.8（5.8）
	14～15	1.3～33.4（6.6）	6.3～8.1（7.1）

〔青野敏博，他：下垂体性ゴナドトロピン標準品を用いたLHおよびFSHのImmunoradiometric測定法（スパック-S LH，スパック-S FSH）の多施設における臨床的検討．ホルモンと臨床 1988；36：1087-1097．より抜粋〕

表7 年齢と男子AMH値

	年齢	AMH（ng/dL）*（5～95%）
臍帯血		20.83（7.46～47.87）
mini puberty	0.2～0.5	147.42（105.46～271.74）
12か月	0.9～1.3	152.35（55.62～196.70）
幼児	4.5～5.8	106.30（55.62～187.97）

＊：AMH値は，文献11）のデータを1pmol/L=0.1408 ng/dLとして換算した値

〔Aksglaede L, et al.:Changes in Anti-Müllerian Hormone（AMH）throughout the Life Span: a population-based study of 1027 healthy males from birth（cord blood）to the age of 69 years. J Clin Endocrinol Metab 2010;95:5357-5364．より改変〕

表8 年齢と女子AMH値

	AMH（ng/dL）*2.5～97.5%）
臍帯血	＜0.28（0.28～2.18）
3か月	2.11（0.63～4.15）
12か月	1.13（0.42～2.66）
4歳	1.53（0.27～5.52）

＊：AMH値は，文献12）のデータを1pmol/L=0.1408 ng/dLとして換算した値

〔Hagen CP, et al.:Serum levels of anti-Müllerian hormone as a marker of ovarian function in 926 healthy females from birth to adulthood and in 172 Turner syndrome patients. J Clin Endocrinol Metab 2010;95:5003-5010．より改変〕

の後低下して閉経時には感度以下となる（表8）[12]．

4 新生児期〜乳児期の副腎系のデータの読みかた

a コルチゾール[13]

副腎皮質より分泌される糖質コルチコイドであり，ACTHの測定と組み合わせて副腎皮質機能を評価する．日内変動があり測定は早朝・空腹・安静時が望ましい．また，ストレスにより分泌は亢進する．なお，先天性副腎過形成（congenital adrenal hyperplasia：CAH）のうち，もっとも頻度の高い 21α-水酸化酵素欠損症の場合，血漿コルチゾール値が必ずしも異常低値とならないこともあるので注意が必要である．表9にコルチゾールの基準値を示す．

b ACTH[14]

色素沈着や，17OHP高値，低ナトリウム・高カリウム血症など，副腎機能不全が疑われる場合に検査を行う．コルチゾールなどの副腎皮質機能検査と臨床症状を合わせた評価を要する．表10にACTHの基準値を示す．

c 17OHP[15]

副腎皮質ホルモン合成経路の中間代謝産物で，21-水酸化酵素により代謝される．濾紙血中の17-ヒドロキシプロゲステロン（17OHP）測定により，古典的21-水酸化酵素欠損症の新生児マススクリーニングが行われている．古典的21-水酸化酵素欠損症の場合は100 ng/mL以上の値になる．ただし，濾紙血中の17OHPはしばしば偽高値を示すことがある．現在測定用キットは2社から3種類市販されている．表11に基準値を示す．

5 内分泌負荷試験について[16]

a hCG負荷試験（生後1週間以降に行う）

hCGはLH作用を有しており，精巣Leydig細胞上のLH受容体に作用してテストステロンの合成・分泌を促進する．よって，①精巣（成分）の存在の確認やテストステロン産生能を確認，②$5\alpha$-還元酵素欠損症の鑑別，などに用いられる．

方法は，hCG製剤3,000単位/m^2/日を朝に3

表9 コルチゾール基準値

血漿コルチゾール（direct RIA）		尿中遊離コルチゾール	
臍帯血	2.4〜6.0 μg/dL（帝王切開）	2〜7歳	1.4〜18 μg/日（HPLC）
	4.3〜17.5 μg/dL（経腟分娩）	8〜11歳	1.6〜21 μg/日（HPLC）
早期産児	1〜11 μg/dL（26〜28週，日齢4）	12〜16歳	2.1〜38 μg/日（HPLC）
	5〜9.1 μg/dL（31〜35週，日齢4）	成人	11.2〜80.3 μg/日（direct RIA）
正期産児	1.7〜14 μg/dL（日齢3）		
新生児	2〜15 μg/dL（日齢1〜7）		
乳児	3〜23 μg/dL（1〜12か月）		
幼児・学童	6〜22 μg/dL（1〜17歳）		
成人	5.0〜17.9 μg/dL		

平均値±2SDの範囲を表示
RIA：radioimmunoassay,
HPLC：高速液体クロマトグラフィー

〔安達昌功：コルチゾール．五十嵐 隆，他（編），小児臨床検査ガイド．文光堂，2009，289-292〕

表10 小児のACTH基準値

年齢	男子	女子	年齢	男子	女子
1歳未満	23.8±11.2	25.8±12.0	8〜10歳	17.5±7.8	19.9±8.8
1〜2歳	18.7±6.8	18.4±7.4	10〜14歳	24.3±13.8	22.0±16.8
2〜4歳	18.2±9.2	18.2±8.6	14〜16歳	22.9±6.2	22.3±16.7
4〜8歳	15.2±7.8	14.9±7.2	思春期以降	22.8±10.5	23.2±16.8

平均±SD（pg/mL），IRMA（immunoradiometric assey）法
〔豊浦多喜雄，他：ACTH．大国真彦，他（編），小児臨床検査マニュアル．文光堂，1993；293-296〕

表11 新生児マススクリーニングの基準値（濾紙血中，正期産健常新生児）

第一抗体作成用抗原	試薬キット市販会社	直接法(ng/mL, 全血)	抽出法(ng/mL, 全血)
17OHP-(3-CMO)-BSA	バイエルメディカル	10.4±4.5	1.15±1.58
17OHP-(7-CET)-BSA	バイエルメディカル	2.1±0.8	0.97±1.23
17OHP-(7-CET)-BSA	栄研化学	2.1±1.3	0.81±0.82

〔安達昌功，他：先天性副腎過形成症のマススクリーニング陽性者の取り扱い．小児内科 2001;33:1679-1683〕

表12 正常児のLH-RH負荷試験

(mIU/mL)			前思春期 平均(範囲：M±1SD)	思春期 平均(範囲：M±1SD)
男子	LH	基礎値	0.2(0.0〜0.4)	1.8(0.8〜4.2)
	LH	頂値	3.8(0.4〜6.0)	26.6(18.2〜38.0)
	FSH	基礎値	1.3(0.6〜3.0)	5.6(2.9〜10.8)
	FSH	頂値	9.9(6.3〜15.6)	11.4(5.8〜22.3)
女子	LH	基礎値	0.2(0.1〜0.4)	1.3(0.4〜4.1)
	LH	頂値	2.8(1.6〜4.8)	11.4(8.5〜15.5)
	FSH	基礎値	2.9(2.1〜6.1)	7.1(4.8〜10.4)
	FSH	頂値	18.0(14.5〜21.9)	12.9(8.3〜20.0)

〔吉澤敦子，他：IRMA法による小児血中LH，FSHの検討．ホルモンと臨床 1990;36:217-221〕

日間連続で筋肉注射し，前値と3回注射後24, 48（もしくは72）時間後の血中テストステロン値を測定する．正常分泌能があれば，前思春期でもテストステロンは前値の2〜3倍，または頂値150 ng/dL以上に増加する．乳児期・思春期以降ではより著明な反応を示す．5α-還元酵素欠損症の鑑別には負荷後の採血にDHTを追加して，T/DHT比を測定する．5α-還元酵素欠損症ではこの比が10以上の高値を示す．

b LH-RH負荷試験

ゴナドトロピンの基礎値のみでは評価が難しい場合に，合成GnRHを用いてLH-RH負荷試験を行う．検査をする時間や哺乳による影響はほとんどなく，副作用もほとんどない．

方法は，酢酸ゴナドレリン（LH-RH注）2μg/kgを静注し，0, 30, 60, 90, 120分のLHおよびFSH値を測定する．表12に正常児の基準値を示す[17]．

c hMG負荷試験

hMGはFSH作用をもち，投与することで卵巣からのエストロゲン分泌能を評価する．出生直後は母体からの女性ホルモン移行によりエストラジオールの基礎値が高く判断が難しいため，負荷前後の24時間蓄尿によるエストラジオールを同時に測定する．成人ではhMG 75〜150単位/日を3〜5日間筋注する．負荷後のエストラジオールは300〜1,000 pg/mLが正常反応である．DSDの乳児には2単位/kgを12時間ごとに数日間筋注する．成熟卵胞がないと反応しないため新生児期，乳児期での検査の意義は明らかでない．

d ACTH負荷試験

検査の時間帯や食事制限の必要はない．酢酸テトラコサクチド（コートロシン®）250μg/1.73 m²を静注し，前・30分・60分でコルチゾールを測定する．負荷前にはACTHも測定する．新生児期のコルチゾール頂値の基準値は70.2〜97.8μgである[12]．

6 染色体検査

DSDでは必須の検査であるが，比較的時間を要するため，はじめに提出しておく．性別判定にはFISH-YおよびSRYの評価が重要であり，G-bandingよりも結果が出るのが比較的早いので同時に提出しておくとよい．

染色体検査は通常20個の末梢リンパ球に対して行われるが，臨床症状と核型が不一致な場合は，

多数の細胞解析による低頻度モザイクの検討や，複数組織の細胞解析による組織特異的モザイクの検討が必要となる．

性染色体異常に伴うDSDと，正常核型の46,XY DSD，46,XX DSDがある[18]（Ⅰ.❶-1内科的診断のアプローチ；表2参照）．異常核型は，Turner症候群や混合型性腺異形成などの性染色体異常症が多い（Ⅰ.❸性分化疾患にかかわる染色体と遺伝子参照）．

❼ 遺伝子検査

遺伝子検査は，近年，比較的容易に行われる検査であるが，DSDで遺伝子異常が明らかとされるのは，全症例の20％にすぎない（Ⅰ.❸性分化疾患にかかわる染色体と遺伝子参照）．

❽ 画像検査

性腺・内性器の検索のために画像検査として超音波，MRI，尿道造影などを行い，必要であれば腹腔鏡，性腺生検を泌尿器科医が行う（Ⅰ.❺画像診断，Ⅰ.❻外科的アプローチ参照）．

❾ 内科的治療法

ホルモン補充療法が中心となる．

男子の場合，マイクロペニスに対して3～4週に1度のデポ型テストステロン製剤（25 mg）を3～5回（筋注）投与し，立位での排尿が可能な陰茎長（3.5 cm以上）を目標にする．また，アンドロゲン軟膏（院内製剤）塗布を3週間行う方法もある．これらはできる限り1歳までの間に行う．この年齢であれば，テストステロン投与による骨年齢の促進が最小限に抑えられる可能性が高い．思春期以降は，身長150 cmを超えたら維持療法としてデポ型テストステロン製剤125～250 mg程度を4～8週ごとに筋注する．全年齢を通じて，精巣腫瘍の発生には十分な注意を払わねばならない．視床下部−下垂体性疾患（MHH）によるものは，同様の規準でhCG-hMG療法を行う（500～1,500単位/回 筋注，75～150単位/回 皮下注を週1～2回）．

女子の場合は，思春期年齢（12歳以降）あるいは身長140 cmを超えたらエストロゲン製剤投与，子宮が維持されている症例では，Kaufmann療法（エストロゲン製剤とプロゲステロン製剤）を行う．成人期にはホルモン補充を継続し，挙児希望の場合はLH-RH療法や，hCG-FSH療法があるが，産婦人科・泌尿器科で行うのが望ましい．

CAHのような副腎ホルモン産生障害を有する場合は，生後，糖質コルチコイド，鉱質コルチコイドを補充する．

文献

1) 日本小児内分泌学会性分化委員会：性分化疾患初期対応の手引き．厚生労働科学研究費補助金難治性疾患克服研究事業性分化疾患に関する研究班，平成23年1月
2) 緒方 勤：性分化疾患の検査の進め方．小児内科2013；45:815-820
3) Fujieda K, et al.: Growth and Maturation in the Male Genitalia From Birth to Adolescence I. Change of Testicular Volume. Acta Paediatr Jpn 1987;29:214-219
4) Fujieda K, et al.: Growth and Maturation in the Male Genitalia From Birth to Adolescence II. Change of Testicular Volume. Acta Paediatr Jpn 1987;29:220-223
5) 横谷 進，他：未熟児・新生児・乳児・幼児における陰茎および陰核の大きさの計測 先天性内分泌疾患の早期発見にそなえて．ホルモンと臨床 1983;31:1215-1220
6) 川合志奈，他：性分化疾患の診断―外陰部異常を中心に．小児科診療 2011,74:603-610
7) 濱島 崇：性分化疾患の診断アルゴリズム．小児内科 2012;44:601-605
8) 堀川玲子：性分化異常．田苗綾子，他（編），専門医による新小児内分泌疾患の治療．診断と治療社，2007,88-96
9) Elmlinger MW, et al.: Reference ranges for serum concentrations of lutropin (LH), follitropin (FSH), estradiol (E2), prolactin, progesterone, sex hormone-binding globulin (SHBG), dehydroepiandrosterone sulfate (DHEAS), cortisol and ferritin in neonates, children and young adults. Clin Chem Lab Med 2002; 40:1151-1160
10) 青野敏博，他：下垂体性ゴナドトロピン標準品を用いたLHおよびFSHのImmunoradiometric測定法（スパック-S LH，スパック-S FSH）の多施設における臨床的検討．ホルモンと臨床 1988;36:1087-1097
11) Aksglaede L, et al.: Changes in Anti-Müllerian Hormone (AMH) throughout the Life Span：a population-based study of 1027 healthy males from birth (cord blood) to the age of 69 years. J Clin Endocrinol Metab 2010;95:5357-5364
12) Hagen CP, et al.: Serum levels of anti-Müllerian hormone as a marker of ovarian function in 926 healthy females from birth to adulthood and in 172 Turner syndrome patients. J Clin Endocrinol Metab 2010;95: 5003-5010
13) 安達昌功：コルチゾール．五十嵐 隆，他（編），小児

臨床検査ガイド．文光堂，2009, 289-292
14) 豊浦多喜雄, 他：ACTH. 大国真彦, 他(編), 小児臨床検査マニュアル．文光堂，1993;293-296
15) 安達昌功, 他：先天性副腎過形成症のマススクリーニング陽性者の取り扱い．小児内科 2001;33:1679-1683
16) 橘　真紀子, 他：性腺機能検査．小児科診療 2013;76(Suppl.):90-96
17) 吉澤敦子, 他：IRMA法による小児血中LH, FSHの検討．ホルモンと臨床 1990;36:217-221
18) 緒方　勤, 他：性分化異常症の管理に関する合意見解．日本小児科学会雑誌 2008;112:565-578

参考文献

・五十嵐　隆, 他(編)：小児臨床検査ガイド．文光堂, 2009

（山田 寛之）

① 性分化疾患の基礎知識
3. 性別判定

1 性分化疾患における性別判定

性別の判定はその人の一生を左右する大きな事象で，性分化疾患（disorders of sex development：DSD）の診療の現場では，医学的診断・治療とともに社会的性別判定の対応が求められる．本項では性別判定に関する臨床管理を中心に論じる．

2 DSD初期対応

出生時分娩室で，母「どちらですか？」，に対して助産師が「男の子です」と答えてしまった後，10分後に助産師が外陰部の異常に気づき新生児科主治医に報告，そこから泌尿器科医・内分泌科医が診療した．40分後に父に，①「性が未熟である」から検査が必要，②性別が決定されてから出生届を出す，と説明，その後，母へは父から説明された．濾紙血17OHP提出．膀胱腟造影（女性性器の確認）6日後，染色体46,XX，17OHP高値が判明し，先天性副腎過形成の女子で46,XX DSDと診断，両親に説明し両親が女子として出生届を出した．11か月で外陰部形成術施行後，3歳時に両親の気持ちを振り返っていただいたところ，両親は男の子か女の子かわからない状態が「耐えられなかった」と，心情を吐露された．日比[1]は，ambiguous genitaliaの児の将来を左右するものとして，①速やかな医学的診断，②社会が異質のものにどれくらい寛容か，③出生に立ち会った医師あるいはその医師から相談を受けた専門家のDSDについての医学的および法律的知識がどのくらいの水準であるかであり，児の扱いで試行錯誤は許されないと述べている．DSDの初期対応は立ち会った医療者にとっても患児・家族にとっても，必ずしも容易でない．

3 性別判定会議の活動の実際
（図1）

大阪府立母子保健総合医療センターにおいては1991年小児部門の開設時に，泌尿器科と内分泌科が合同でambiguous genitaliaを呈する児の社会的性を判定する集学的チームである性別判定会議（gender assignment committee）をつくり活動をはじめた．この会議の目的は，①出生後の性告知に難渋する社会的性の判定に関する提言，②すでに決定された社会的性が現状にあわない場合の性転換に関する提言，である．性別判定会議の常任構成メンバーは小児内分泌内科医／泌尿器科医，専門看護師，子どものこころの診療科医，臨床心理士，ソーシャルワーカー，遺伝科医，遺伝カウンセラー，放射線科医，である．これに主治医・関連部門である新生児科主治医，産科主治医，小児外科医，助産師，担当病棟看護師が加わる．

非典型な外性器を有する児の診断と治療の流れを図1に示す．ambiguous genitaliaをもつ児の出生に立ち会った産科医，助産師が性別告知に難渋する場合，母親への対応は男女どちらかわからないということばは避けて，「外性器の成熟が遅れています」など，ことばを慎重に選び説明する．新生児科医に報告し，同時に主治医の要請を受けて性別判定会議が召集される．初診後，診察結果を検討協議，両親へ説明を行う．その内容は，①予想される病態，②診断確定までに要する時間，③出生届や社会保険などの社会制度上の要項，④専門施設への転院の可能性，などである．もちろん，この時点で病態が明らかな場合はこの限りではない．日を改めて両親に病態の説明を行い，冷静に現状を受け入れられるように精神面でのサポートも開始する．検査結果が出た時点で，2回目の性別判定会議にて総合的に病態を検討し，主治医に対し性別判定に関する提言を行う．この時点で性別の判定ができない場合は，当院では外科的に膀胱鏡や性腺生検を行い性腺の視診と病理診断により病態の解明を行っている．これらの検討結果をていねいに繰り返し両親に説明し，医学的診断と両親の気持ちを受け，主治医は速やかに出生証明を発行する．一般病院から新生児搬送で当院へ転

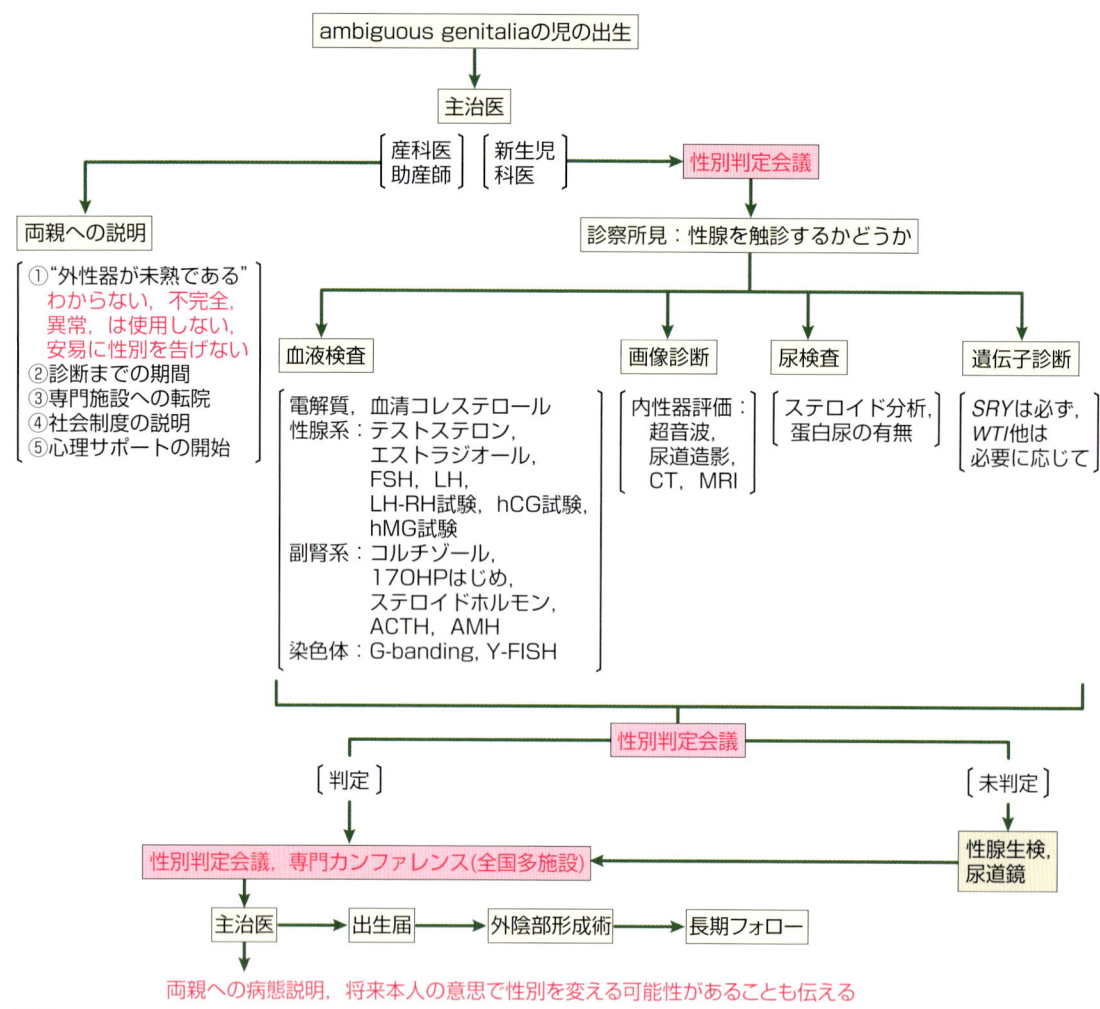

```
                    ambiguous genitaliaの児の出生
                              │
                            主治医
                    ┌─────────┼─────────┐
                  産科医    新生児        性別判定会議
                  助産師    科医               │
      ┌───────────┤                    診察所見：性腺を触診するかどうか
      │                          ┌──────┬──────┬──────┐
  両親への説明                    血液検査  画像診断  尿検査  遺伝子診断
 ①"外性器が未熟である"
   わからない，不完全，       電解質，血清コレステロール   内性器評価：    ステロイド分析，  SRYは必ず，
   異常，は使用しない，       性腺系：テストステロン，   超音波，       蛋白尿の有無   WT1他は
   安易に性別を告げない              エストラジオール，  尿道造影，                  必要に応じて
 ②診断までの期間                    FSH, LH,          CT, MRI
 ③専門施設への転院                   LH-RH試験，hCG試験，
 ④社会制度の説明                    hMG試験
 ⑤心理サポートの開始         副腎系：コルチゾール，
                                17OHPはじめ，
                                ステロイドホルモン，
                                ACTH, AMH
                          染色体：G-banding, Y-FISH
                                        │
                                   性別判定会議
                          ┌────[判定]────┴────[未判定]────┐
                          │                           性腺生検，
                  性別判定会議，専門カンファレンス(全国多施設) ← 尿道鏡
                          │
                  主治医 → 出生届 → 外陰部形成術 → 長期フォロー
                  両親への病態説明，将来本人の意思で性別を変える可能性があることも伝える
```

図1 外性器異常を有する児の診断と治療の流れ

院して精査を行う症例も多い．院内だけでは解決できない場合，電話回線やインターネットを用いて広域に迅速に他の専門施設と地元の病院ともカンファレンスを行う．地元の病院とは病態の共通認識をもつようにする．

4 性・性別と性差

ヒト以外の動物の性分化の本質は，生殖＝世代交代による固体の若返り現象であり，生殖における役割分担は身体構造に基づき，性対象は異性である．これに対してヒトに特有の性分化は複雑で，生物の雄雌としての身体構造の「性」(sex)だけでなく精神的性分化つまり社会的に定められる「性別」(gender)が存在する．性別には3種類あり，

①性同一性(gender identity)：男性あるいは女性としての自己表現としての性別自認，②性的役割(gender role)：慣習に適した性別の行動様式と考えかた，③性的指向(sexual orientation)：異性愛，同性愛，両性愛，などである．

性腺，外性器だけでなく脳にも性差が認められる．解剖学的性差として，男性では脳重量が重い，脳梁，前交連，臭内野，扁桃体の形に差があり，言語能力にかかわる脳梁膨大部は女性のほうが大きい．また機能的性差として，男性では空間認知能が優れ，女性では言語能力が優れている．

表1 生殖細胞腫瘍の発症リスク

リスク	疾患	悪性化リスク(%)	推奨される治療	研究数(n)	患者数(n)
高リスク群	性腺異形成(＋Y), 腹腔内	15〜35	性腺摘出	12	>350
	PAIS陰嚢外	50	性腺摘出	2	24
	Frasier症候群	60	性腺摘出	1	15
	Denys-Drash症候群(＋Y)	40	性腺摘出	1	5
中間リスク群	Turner症候群(＋Y)	12	性腺摘出	11	43
	17βHSD	28	モニター	2	7
	性腺異形成(＋Y), 陰嚢内	不明	生検と放射線？	0	0
	PAIS陰嚢内	不明	生検と放射線？	0	0
低リスク群	CAIS	2	生検と？	2	55
	ovotestis DSD	3	精巣成分除去？	3	426
	Turner症候群(－Y)	1	なし	11	557
無リスク群？	5α-還元酵素欠損症	0	未解明	1	3
	Leydig細胞低形成	0	未解明	1	2

〔Lee PA, et al.:Consensus statement on management of intersex disorders. International Consensus Conference on Intersex. Pediatrics 2006;118:e488-500〕

5 DSDの臨床現場において性別選択に対するさまざまな意見と，考慮する事柄

養育上の性（社会的性）を検討する状況において，考慮することは，①性染色体（遺伝子）の性，性腺，内・外性器の性を重視し，できるだけそれらに一致する性（sex）をまず考えて，次に②genderを考慮した選択を考える．i）脳の男性化："胎児期の精巣"がどのくらい男性ホルモンを分泌していたかの検討，ii）自己決定の時期まで待つ，iii）両親，地域，国の判断，iv）社会が異質なものにどれだけ寛容か，などであり，さらにv）外科的観点からの選択（性腺の悪性化（**表1**）[2]，外陰部形成術，など）がある．

性別の自覚は1歳〜1歳6か月までに確立し，生物学的な性別よりも，生後の育成の影響が大きいとも考えられている．自己決定できるまで判定を待つとの考えもあるが，実際には家族を含めたカウンセリングによるサポート体制がないわが国ではかなり困難である．

性別の判定は，自己決定するまで待つと主張するDiamondは，2012年秋に当院での講演『DSDの臨床管理』の中で，「DSDは身体的体質であり病気と考える必要はない．DSDのサポートにあたっては，嘘がないことが重要で，本人，両親，医療者など，かかわるすべての人たちの出発点を同じにしなければ真のサポートはできない」と述べていた．

現状では慎重に検討のうえ，両親の気持ちに寄り添い，できるだけ早期に社会的性別を提言し，それに対して多方面でサポートを行いながら養育し，将来，本人が性別に違和感をもったときには変更ができることを伝えておくことと考えている．

6 戸籍の提出（図2）

出生届には名前と性別が必須項目である．医療費の支払いには社会保険制度が必要で，そのためには戸籍が必要である．戸籍は出生後14日以内に市区町村に提出しなければならないが，医師の診断書があれば，遅らせることができる．性別を判定中である旨を記入して届け出れば，性別は判定後に追完届を出すことができる．いったん提出された戸籍の変更はできるが，修正したことが残ってしまうことも考慮する．以上は原則であり，出生届が遅れることが予測されるときは，ケースワーカーから市町村役所に直接問い合わせてもらい，個々の症例の対応を確認しておくことも必要である．

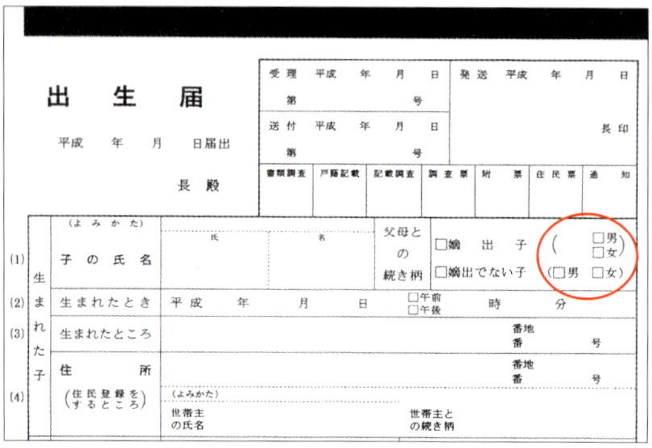

出　生　届
平成　年　月　日届出
長　殿
受理　平成　年　月　日　第　号
送付　平成　年　月　日　第　号
発送　平成　年　月　日
長印
書類調査　戸籍記載　記載調査　調査票　附票　住民票　通知
(1) 子の氏名（よみかた）　氏　名　父母との続き柄　□嫡出子（□男 □女）□嫡出でない子（□男 □女）
(2) 生まれたとき　平成　年　月　日　□午前 □午後　時　分
(3) 生まれたところ　番地 番　号
(4) 住所（住民登録をするところ）　番地 番　号　（よみかた）世帯主の氏名　世帯主との続き柄
生まれた子

図2 出生届

7 DSDサポートチームのそれぞれの役割

DSDの診療には多くの専門家がかかわるが，それぞれの役割がある．多職種がかかわるためコーディネートの役割を小児内分泌科医が担うことも重要である．専門看護師の役割も大きい．**表2**にそれぞれの職種の役割をあげた．

このようにさまざまな職種がそれぞれの役割を担って長期にわたりDSD診療にかかわる必要がある．今後はDSDのアウトカムの検討〔性同一性(脳の性分化，性自認)，社会的な適応や性腺機能を含めた予後調査，腫瘍の発生，についての調査など〕，多職種DSDサポートチームのスキルアップを行い，本人への告知の時期や疾患理解を深めるための教育プログラムの樹立など，フォローアップ体制を確立していく必要がある．

文献

1) 日比逸郎：社会的性の選択とその変更に必要な法的手続きと心理カウンセリング．小林　登，他(編)，性の分化と成熟の異常．小児科mook 59．金原出版，1990:145-154

表2 各職種の役割

泌尿器科医	主治医，診断，必要な手術およびその時期の説明
内分泌科医	主治医，コーディネーターの役割，診断とホルモン治療，時期の説明，成長・発達のフォロー
子どものこころの診療科(医師，臨床心理士)	3，6，10歳，思春期，青年期それぞれの時期での心理的評価およびサポート
専門看護師	それぞれの科の診察に同席，コーディネーターの役割，病気の理解・受容のポイント
セクシャリティー専門家(助産師・大学教員)	思春期を迎えた女子に対する性教育と腟形成術後のサポート
ケースワーカー	社会制度の説明

2) Lee PA, et al.:Consensus statement on management of intersex disorders. International Consensus Conference on Intersex. Pediatrics 2006;118:e488-500

参考文献

- Diamond M, et al.:Management of intersexuality. Guidelines for dealing with persons with ambiguous genitalia. Arch Pediatr Adolesc Med 2013;151:1046-1050
- Hughes IA, et al.:Consensus statement on management of intersex disorders. Arch Dis Child 2006;91:554-562
- 堀川玲子，他：日本の性分化疾患の実情．性分化疾患の初期対応．日本小児科学会雑誌 2011;115:5-12
- Achermann JC, et al.:Disorders of sex development. In:Melmed S et al.(eds), Williams Textbook of Endocrinology. 12th ed, Elsevier Saunders, Philadelphia. 2011;868-934
- 位田 忍：外性器の異常．五十嵐 隆，他(編)，今日の小児診断指針．第4版，医学書院，2004;325-329

（位田 忍）

2 発生学（Embryology）

1 性分化の発生学

ヒトの性腺，内・外性器の発生と発育は複雑であり，正常の分化過程を知ることは性分化疾患（disorders of sex development：DSD）の病態を理解するうえでは必須の基礎知識である．ここでは性腺，内・外性器の発生過程を，その関与する遺伝子，ホルモンなどと関連づけて説明し，DSDの原因にも言及する．

a 尿生殖堤（urogenital ridge）

内性器あるいは性路は，まず胎児の中間中胚葉組織である尿生殖堤から発生する（図1）．この尿生殖堤からは前腎，中腎，そして永久腎である後腎の腎組織と，未分化性腺と中腎管（mesonephric duct / Wolffian duct）が発生する．中腎は一時的に尿を分泌するが，妊娠7～8週には退縮をはじめる．この頃に未分化性腺は卵巣，あるいは精巣に分化を開始する．

Müller管（Müllerian duct）の発生は未分化性腺近傍の腹膜が陥凹し管腔を形成することからはじまり，その尾側への発育はWolff管に先導される形で総排泄腔に向かう．

原始生殖細胞（primordial germ cell）は胎児の卵黄嚢尾側から発生する（図2）．原始生殖細胞は，妊娠3～5週頃に卵黄嚢が胚内に陥入し，原始腸管を形成するに伴い，卵黄嚢を移動して臍帯尾側から胎児腹腔内に入り，尿生殖堤に向かう．妊娠5～6週には発育がはじまっていた未分化性腺に原始生殖細胞が到達すると，関連する遺伝子等の刺激により卵巣，あるいは精巣への分化がはじまる（図3-a, b）．原始生殖細胞は細胞質，核ともに円形で，直径は20μと大型の細胞である．

「卵巣」では顆粒膜細胞が原始生殖細胞の周囲を取り囲み，減数分裂休止期に導く．一方，「精巣」では性腺の上皮細胞から発生したSertoli細胞が原始生殖細胞を取り囲み，有糸核分裂休止期に導く．

b Wolff管とMüller管

総排泄腔に合流する直前のWolff管背側からは，後腎原基間葉組織に向け尿管芽が発生する．後腎原基と尿管芽は相互に分子生物学的刺激を放出しながら，前者からはネフロン系，後者からは尿管，腎盂腎杯，集合管を形成する．総排泄腔は前後に二分され，前方は尿生殖洞，後方は後腸（直腸）となる．尿管芽より尾側のWolff管と尿管芽は，尿生殖洞後面に吸収され，それぞれ別々の開口部（尿管口と射精管）をもつことになる（図4）．

Müller管はWolff管の腹側から内側に回り込み，左右は正中で癒合する．癒合したMüller管は尾側に伸び尿生殖洞と接し，内腔は細胞増殖のため一時閉鎖する（図5）．のちにこの内腔は中心部からふたたび管腔化され，子宮と腟が形成される．もっとも尾側は出生前に自然に破れ，その痕跡が処女膜として残る．

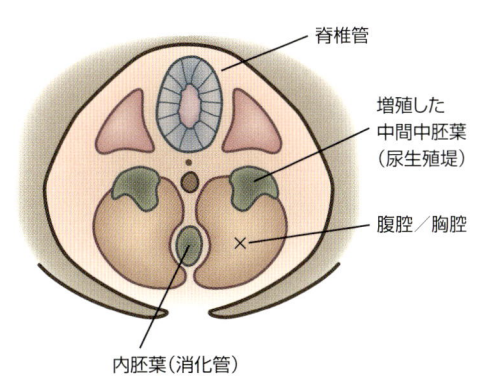

図1 尿生殖堤（urogenital ridge）の発生：21～22日

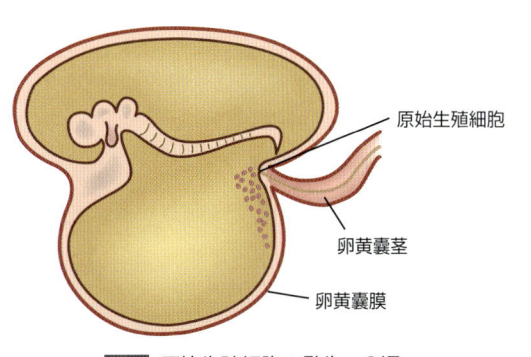

図2 原始生殖細胞の発生：3週

c 性分化

妊娠7～8週の胎児では，中腎が退縮するとともに未分化性腺は後腹膜から腹腔内に飛び出した状態となる．Y染色体の存在で，壁側腹膜から発生した性索上皮細胞からSertoli細胞が発生する．このSertoli細胞からは抗Müller管ホルモン（anti-Müllerian hormone：AMH）が産生される．性腺の間質からはLeydig細胞が発生し，テストステロンおよびインスリン様ホルモン3（insulin-like hormone：INSL3）を産生する．テストステロンとAMHは内分泌作用として血中に分泌されるとともに，外分泌作用としてWolff管中にも高濃度で分泌される（図6）．前者の作用としてはWolff管を存続・発育させ，精嚢腺を分化させる．精巣形成不全，あるいはアンドロゲン産生不全ではWolff管の近位部のみが残存し，尾側部は退縮する．AMHもWolff管中に高濃度で分泌され，拡散透過により隣接するMüller管の退縮を促す．AMHも同様に，量的な不足があればMüller管構造がさまざまな程度で残存することになる．

精巣自体は外性器の性分化に重要な妊娠8～12週にはまだ非常に小さく，そこから血中に分泌されるテストステロン量のみでは外性器を男性化させるのは不十分である．そのため外性器と前立腺に存在する5α-還元酵素2型によりテストステロンを，アンドロゲン受容体（androgen receptor：AR）への結合能が5～10倍強いジヒドロテストステロン（dihydrotestosterone：DHT）に変換させ，男子胎児の男性化を促進させると考えられている．

d 外性器

胎児の外性器は妊娠8週までは男女の区別がない．男子では前述のDHTの影響で生殖結節（genital

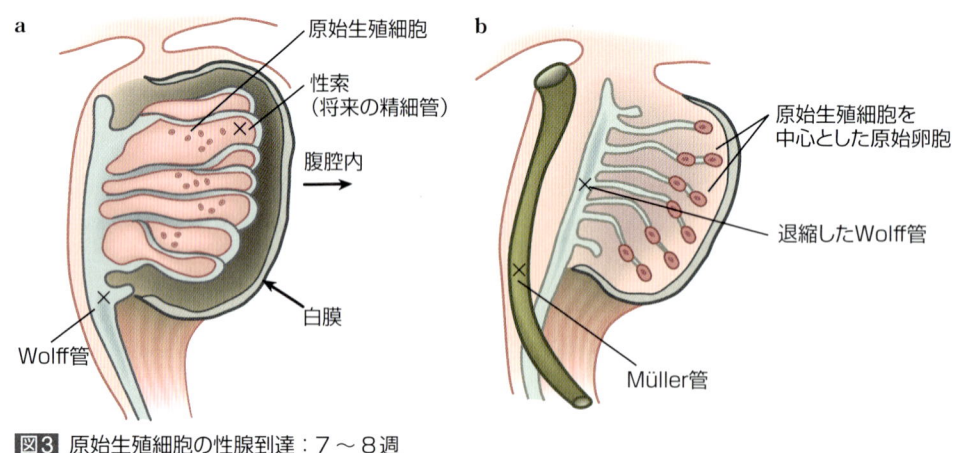

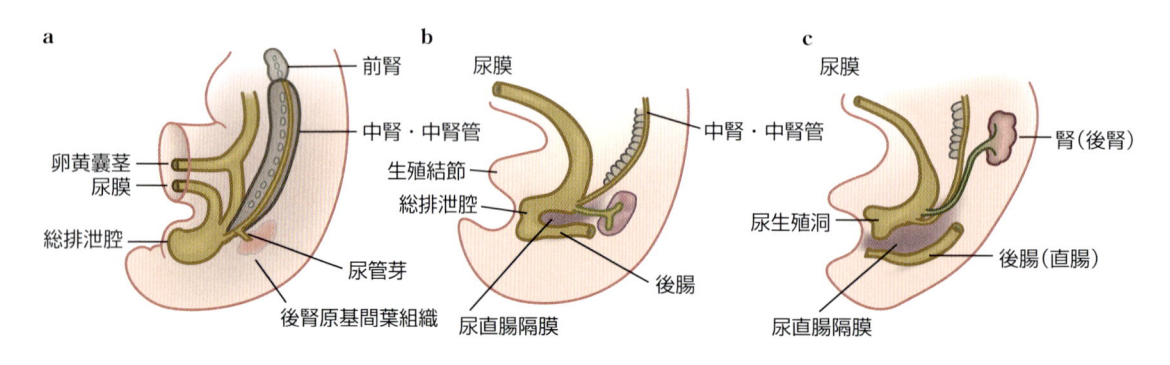

図3 原始生殖細胞の性腺到達：7～8週
a：精巣，b：卵巣

図4 総排泄腔の分離：5週，6週，7～8週
a：5週，b：6週，c：7～8週

tubercle)は発育し陰茎となる．その腹側の内生殖襞(inner genital fold)から尿道が形成され，生殖襞は陰囊となる．

女子では生殖結節のみがわずかに成長し，陰核となる．左右の内・外生殖襞は分離したままで，それぞれ小陰唇，大陰唇となる(図7)．

e 精巣下降

妊娠8〜15週の期間にLeydig細胞から分泌されたINSL3により精巣導体(gubernaculum)の膨大・短縮が起こり，精巣は内鼠径輪近傍に固定される．この同じ頃にテストステロンの影響で尿生殖堤の間膜の名残である頭側の堤靱帯(suspensory ligament)が退縮する(図8)．25〜35週にかけ鼠径部に分布する陰部大腿神経(genitofemoral nerve)末端から神経伝達因子(calcitonin gene-related peptide：CGRP)が分泌され，この働きにより鼠径部から陰囊内への複雑な精巣下降第2相が起こる．

2 性分化に関与するホルモン

性分化に関与するホルモンは胎盤，副腎，そして性腺で産生される．

a テストステロン生合成

テストステロンの素材であるコレステロールは，胎盤では血中から細胞内のミトコンドリアに直接到達できるが，副腎および成長過程の精巣Leydig細胞では，ミトコンドリア膜を通過するにはsteroid acute regulatory protein (StAR)という物質を必要とする．このテストステロン生合成の鍵となる蛋白物質の制御遺伝子は8番染色体p11.2に存在し，その異常によりリポイド過形成を引き起こす．この病態は精巣および副腎でのステロイド生合成障害のため，副腎皮質に脂肪小滴が蓄積する．しかし胎児期には胎盤でのステロイド産生は影響を受けておらず，出生後しばらくの間は，臨床症状は出現しない．

テストステロン生合成の主流は，副腎および性腺内のミトコンドリアにコレステロールが取り込まれたのちに，プレグネノロン，17-OH プレグネノロン，デヒドロエピアンドロステロン(dehydroepiandrosterone：DHEA)，アンドロステンジオール，そしてテストステロンと変換される経路である．その他にも量的には少ないがいくつかの迂廻路も存在する．

P450 アロマターゼは主として卵巣と胎盤に存在し，アンドロステンジオンとテストステロンをエストラジオール(estradiol：E_2)に変換する．胎盤におけるP450 アロマターゼは男子胎児から分泌されるアンドロゲンが母体中に流入し，母体が男性化されるのを防いでいる．また女子胎児でも，ステロイド生合成の中間産生物であるいくつかの男性化作用のある物質をエストロゲンに変換する働きも担っている．このP450 アロマターゼの異常では，女子胎児の軽度の男性化と，母体の男性化が現れる．

b アンドロゲン受容体(AR)

ARはX染色体上の8つのエクソンをもつ遺伝子にコード化されており，そのうちの第4〜8番

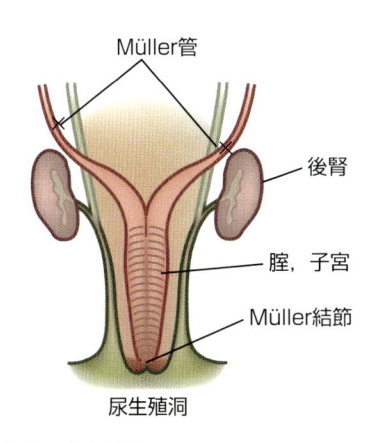

図5 Müller管の発育

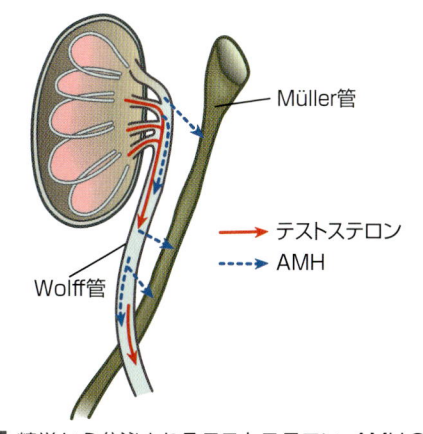

図6 精巣から分泌されるテストステロン，AMHの作用

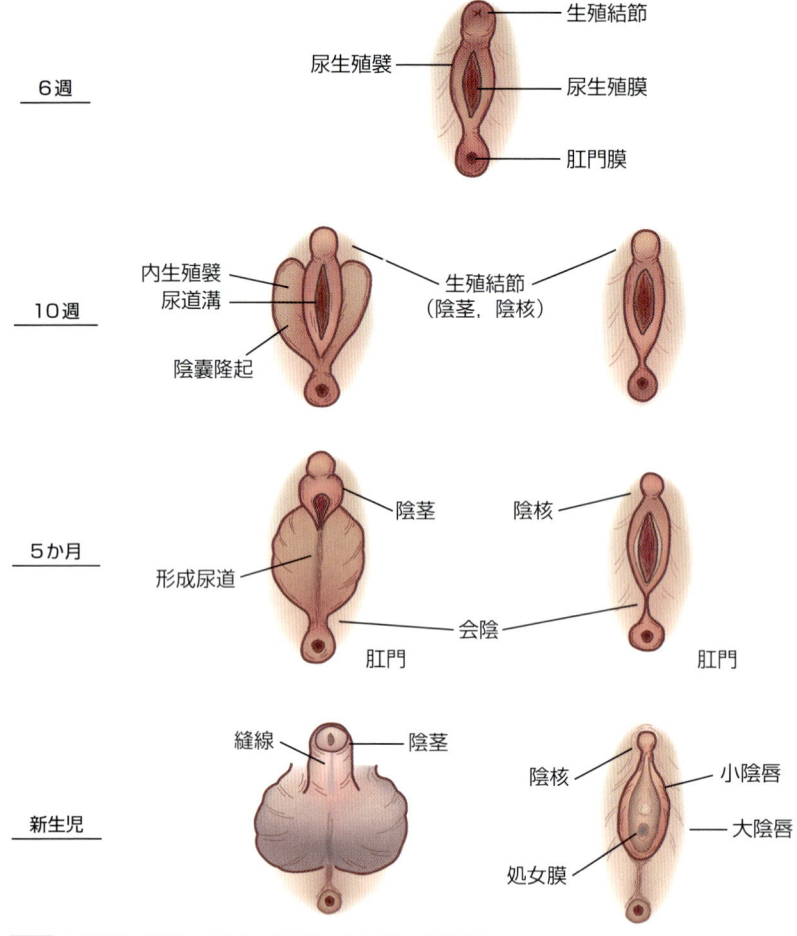

図7 外性器の発生：6週，10週，5か月，新生児

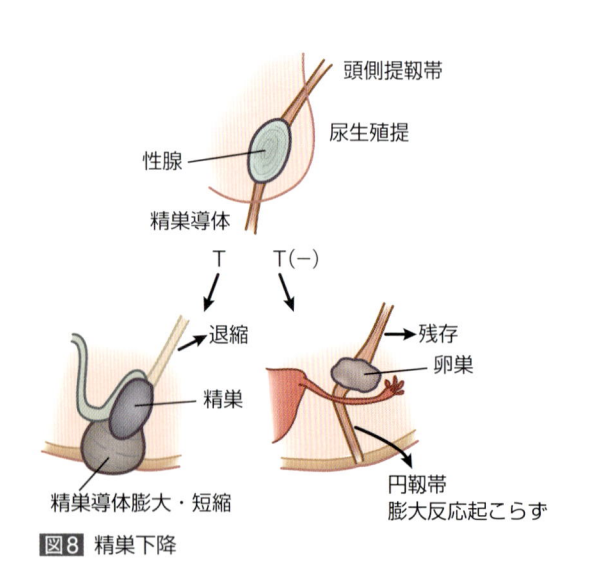

図8 精巣下降

エクソンがアンドロゲン結合域である．ARに対する親和性はテストステロンに比べてDHTが5〜10倍とはるかに高い．アンドロゲン不応症をきたすAR変異は男子に多く，これはARがX染色体上に存在しており，男子ではX染色体を1個しか有していないためである．アンドロゲンとの結合能がまったくない場合が完全型アンドロゲン不応症（complete androgen insensitivity syndrome：CAIS），結合能が低下している場合が部分型アンドロゲン不応症（partial androgen insensitivity syndrome：PAIS）である．

c テストステロン分泌のコントロール

精巣Leydig細胞でのテストステロン生合成は妊娠8〜9週からはじまるが，性腺刺激ホルモン（hCG／LH）に反応する受容体は10〜12週までは

認められなく，視床下部－下垂体系が十分に機能をはじめるのは15週以降である．また，胎児期テストステロンのピークは15〜16週であるが，外性器の男性化はすでにそれまでに完成している．このため，胎児の内・外性器の男性化にもっとも重要な8〜15週の期間にテストステロン分泌を主としてコントロールするのは，胎盤からのヒト絨毛性ゴナドトロピン（human chorionic gonadotropin：hCG）と考えられている．

d 抗Müller管ホルモン（AMH）

AMHは精細管内のSertoli細胞から分泌され，Wolff管中に高濃度で流出すると同時に，拡散により隣接するMüller管を退縮させる．精巣からは8〜10週に分泌がはじまり，出生後にも"mini puberty"とよばれる時期に分泌が増加し，思春期開始まで血中での測定は可能である．

AMH欠損，AMH受容体欠損では外性器は普通の男性化を示すが，精巣は下降しておらず，精巣導体は引き伸ばされ可動性が大きい女子の円靭帯に類似している．このような所見から，精巣下降にはAMHが重要な働きを担っていると考えられている．女子では内性器の分化が完成したのちに，卵巣の顆粒膜細胞からもAMHが分泌されており，卵胞形成に重要な働きをなすと考えられているが，詳細は不明である．

AMH遺伝子は5つのエクソンを含み，第19番染色体上に位置している．性分化に重要な遺伝子であるSOX9，SF1，WT1の活性化に関与すると考えられる．

e インスリン様ホルモン3（INSL3）

精巣下降第1相に必要な精巣導体の膨大・短縮にはなんらかの物質が関与していると考えられていたが，それが解明されたのはごく最近である[1]．INSL3はインスリンとリラキシンに類似していることから，このような名称がつけられた．INSL3は妊娠10〜15週に起こる精巣下降第1相の期間に，胎児のLeydig細胞から分泌される．その分泌にはAMHが関与すると考えられているが，その詳細な機序は不明である．INSL3受容体は胎児の精巣導体に認められる．

f 卵巣からのホルモン

胎児期早期（8〜9週）にも胎児卵巣でエストロゲンは生合成されると考えられるが，産生部位は顆粒膜細胞ではなく間質の細胞からと推測されている．しかし卵巣では16週頃までは性腺刺激ホルモン受容体は認められておらず，その分泌機序については不明である．16〜20週からは胎児下垂体から分泌される性腺刺激ホルモンにより受容体は感受性が得られ，卵胞維持の働きを担うと考えられている．胎児期の女性内性器発育にエストロゲンがどのようにかかわっているかは不明であるが，妊娠中期〜後期の母体ならびに胎児由来エストロゲンが腟・子宮発育の鍵となっていることは十分に考えられる．

g 胎盤

胎児の性分化に胎盤がはたす役割は重要である．内・外性器の性分化にもっとも重要な妊娠8〜15週にテストステロン生合成をコントロールするのは胎盤のhCGである．その後，この働きは胎児の視床下部－下垂体に引き継がれ，男子では陰茎と陰嚢の発達，精巣下降を促し，女子では子宮，腟を発育させる．

胎盤にはもう1つの重要な働きがあり，胎児血液中の性腺・副腎由来アンドロゲンをエストロゲンに芳香化（aromatise）し，母体ならびに女子胎児の男性化を防いでいる．

h 胎児の視床下部－下垂体

男子胎児の外性器発育には視床下部－下垂体系は重要な働きを担っているが，これは外性器の性分化が完成した12〜15週以降の妊娠中期からである．視床下部－下垂体機能不全では陰茎発育が不十分（マイクロペニス）で陰嚢発育不全，停留精巣を示す．INSL3による精巣導体膨大・短縮の作用（精巣下降第1相）は正常に進行するため，多くの場合，精巣は小さいが外鼠径輪部に触知される．

i 出生後のホルモン動向

出生後1〜2週間は血中アンドロゲンとAMHはともに低値で測定不能レベルであるが，2〜3か月頃には黄体形成ホルモン（luteinizing hormone：LH）の急上昇がはじまり，これによるテストステロン分泌亢進によって，青年男子とほぼ同じレベ

ルにまで上昇する（mini puberty）．この一時的なテストステロン値の上昇は，生殖細胞の発育（原始生殖細胞からadult-dark 精祖細胞）に必要と考えられている．また，ヒトでは明らかではないが，他の哺乳類や鳥類では性成熟後の雄としての性行動様式にかかわりがあると考えられている．

AMH上昇はテストステロンより少し遅れ6か月頃からはじまり，1歳頃にピークに達する．その後少し低下するが，思春期開始まで高値が続く．出生後のAMHの働きについては不明であるが，生殖細胞の発育・維持に関与している可能性が示唆されている．

3 DSDにおける発生異常

a 性腺分化障害

性分化の最初のステップは妊娠7〜8週頃に*SRY*遺伝子が活性化され，未分化性腺が精巣への分化を開始することからはじまる．*SRY*遺伝子，あるいはそれより下流の遺伝子に突然変異が起これば，性腺は卵巣や精巣に成熟できず，索状性腺となる．

Turner症候群（45,X）では，原始生殖細胞は卵黄嚢尾部から後腸腸間膜を通り未分化性腺に移動するが，第2番目のX染色体が欠損しているため卵巣の発育に異常をきたし，生殖細胞は胎児期から幼少児期に退化する．出生直後の性腺生検では一次卵胞が認められることもあるが，2〜3年後には退縮し，機能を有しない索状卵巣（streak ovary）となる．45,X/46,XXモザイクでは卵巣機能が残されることもある．

b 46,XY 完全型性腺異形成（Swyer症候群）

Y染色体の*SRY*遺伝子領域に異常がみられるため未分化性腺は分化できず，索状性腺で止まる．精巣機能が発現しないため，外性器は完全女性型を示し，AMH分泌もみられないためMüller管構造は幼児型で残存する．INSL3欠損のため精巣導体の膨大・短縮が起こらず，索状性腺は正常の卵巣の位置にとどまる．思春期になっても二次性徴が現れなく，無月経がきっかけで発見されることが多い．身長は標準か，または高い．索状性腺の悪性化の危険性は高い．

c 精巣への分化異常

精巣への分化過程のうち，*SRY*以降の下流の遺伝子関与はほとんど解明されていないが，これらの遺伝子変異でさまざまな性腺異型性をきたす可能性は十分考えられる．これに含まれるものには，精巣自体が小さい精巣低形成，精巣への分化時期が遅れる場合，などが考えられる．

d 胎盤機能障害

胎児の視床下部−下垂体が機能しはじめるのは妊娠15週以降のため，胎児外性器の男性化に重要なアンドロゲン分泌は胎盤のhCGの影響を大きく受けている．胎盤機能障害による子宮内発育遅延（intrauterine growth retardation：IUGR）では，外性器の男性化不全（under-virilization）がみられる．しかしこのような症例でも，出生後には視床下部−下垂体機能は正常に働くため，内分泌学的検査では異常を指摘することができない．

e 視床下部−下垂体系の異常

視床下部−下垂体の構造異常（septo-optic dysplasiaなど）や，LHあるいはLH受容体の異常でも，胎児はすでに妊娠15週までに外性器の男性化が完了しているため，出生時の性別判定に困難はない．しかしその後のアンドロゲン刺激がないため，精巣下降第2相の障害による鼠径部停留精巣と陰茎発育不全（マイクロペニス）を示す．

f AMH異常

*AMH*遺伝子異常，あるいはAMH受容体異常により，Müller管遺残症（persistent Müllerian duct syndrome：PMDS）をきたす．臨床的には外性器は男性型であるが，Müller管構造は幼児型で残存し，停留精巣を示す．アンドロゲンは正常に働くため，精巣頭側の堤靱帯は退縮し，Müller管構造の広靱帯はエストロゲンを欠くため低形成となる．精巣下降は第1相の精巣導体膨大・短縮が起こらないため，それが異常に長い状態で残るが，第2相は正常にみられるため精巣導体尾側は陰嚢内に固定されている．このため精巣は，両側ともに卵巣の位置にとどまる場合（60〜70％），一側陰嚢内に精巣と卵管が下降し，子宮は鼠径部にみられる場合（いわゆる"hernia uteri inguinalis"，20〜30％），あるいは両側精巣がともに一側の陰嚢内あ

るいは鼠径部にみられる場合(transverse testicular ectopia)など，多彩な臨床像を呈する．

g アンドロゲン異常

この中には各種のステロイド生合成異常，5α-還元酵素2型異常，アンドロゲン受容体の異常，α-アロマターゼ異常などがある．詳細は各論で論じられる．

h 外性器の形態発生異常

いわゆるDSDではないが，膀胱外反症，総排泄腔外反症，陰茎無発生など，外性器の発生・発育の異常を示す疾患がある．膀胱外反症の詳しい発生機序は不明であるが，臍帯ならびに臍帯付着部周囲からの間葉組織の発育に異常が起こると，総排泄腔膜(cloacal membrane)の発育，下腹壁ならびに生殖結節の発育に支障をきたすと考えられている．最近の研究では腹筋ならびに膀胱前壁筋肉の発育に関与する遺伝子異常も示唆されている．恥骨結合の離開と，膀胱ならびに尿道板の外反のため，尿道上裂などの外性器の異常を伴っている．

総排泄腔外反症はさらに複雑な腹壁異常，外陰部の形態異常を示し，原始的な総排泄腔が消化管(後腸)と尿生殖洞に分離できなかったためと考えられる．そのため外反した膀胱粘膜ならびに後腸・回盲部により，左右の生殖結節，生殖隆起，そして内性器も分離された状態となっている(Ⅱ.❸C-2総排泄腔外反症参照)．

陰茎無発生は生殖結節の欠損による非常にまれな先天異常である．精巣は正常の陰囊内に下降しているが，尿道は肛門部，あるいは直腸内に異所開口する．陰囊の縫線が欠損する場合は，腎，上部尿路異常を合併する頻度が高い．

生殖襞の位置異常では，異所性陰囊あるいは異所性陰唇となる．

文献
1) Nef S, et al.:Cryptorchidism in mice mutant for Insl3. Nat Genet 1999;22:295-299

(島田 憲次)

神話のなかのintersex *column*

神話の世界にも"intersex"の像が多く暗示されており，古代インドのシヴァ神，ヒンドゥーの神々，クメール文明(現在のカンボジア)の蛇神，ギリシャ神話のヘラ，ゲルマン神話の巨人トウィストー，ペルシャ神話やアメリカ先住民の神話などにみられ，いずれもそのなかでは神秘な力をもつ，神聖な神・人間として描かれている．私たちによく知られているプラトンの『饗宴』のなかで，古代の人間にはもともと3種類の性(gender)があり，彼らには頭が2つに手足が4本ずつあり，今の人間が背中合わせにくっついた丸い身体をしていたようである．3種類とは，男と男がくっついたもの，女と女，そして男と女の組み合わせがあり，この男と女がくっついた人間のことをアンドロギュノス(androgynus)といった．しかし，これら古代の人間たちは頭がよく，次第に神々のいうことを聞かなくなり，不遜な態度を表わすようになったため，主神ゼウスの不興をかい，身体を2つに裂かれてしまったということである．それ以来，人間は自分たちの半身を探し，求め合って恋こがれているといわれている．つまり男と女が求め合うのは，もともと一つの身体に男女両性を備えていたからで，また男が男を求め，女が女を求めることも自然の成り行きだということである．

このプラトンの『饗宴』に述べてある男・女の性指向(sexual orientation)は，あたかも20世紀に，人々に衝撃を与えた精神医学者たちの考えかた，「人は100%の異性愛も100%の同性愛もない」(キンゼイ・レポート)や，「人間は本質的に両性愛である」(フロイト)，あるいは「1人のなかに男性性(アニマ)と女性性(アニムス)，そして両性具有が含まれる」(ユング)という，心理学的に人は両性素質が普遍的であるという考えに通じるものでしょう．

(島田 憲次)

3 性分化疾患にかかわる染色体と遺伝子

ヒト染色体は46本で，22対44本の常染色体と，1対2本の性染色体（X染色体・Y染色体）をもち，約23,000の遺伝子をコードしている．常染色体は長い順に1～22まで番号が振られている（実際は22番より21番が短い）．

染色体の図を示す（図1）．染色体のくびれた部分をセントロメア，動原体から上の短いほうの部分を短腕（p），下の長いほうの部分を長腕（q），染色体の末端部をテロメアとよぶ．性染色体の特徴とそれに関係する疾患について述べる．

染色体や遺伝子の検査にあたっては後述するように十分な遺伝カウンセリングが必要である．日本医学会「医療における遺伝学的検査・診断に関するガイドライン」（http://jams.med.or.jp/guideline/genetics-diagnosis.html）が出されているので，参考にする．

1 X染色体

X染色体は，7番染色体の次に長く，およそ1,000個の遺伝子が存在し，多くの疾患と関係している．X連鎖性の遺伝性疾患として，脆弱X症候群，進行性筋ジストロフィー，血友病，Rett症候群，などが有名である．女性はX染色体が2本あり，このうち1本は不活化をうける．通常，不活化はランダムに生じるが，なんらかの原因によって偏りがみられることがある．

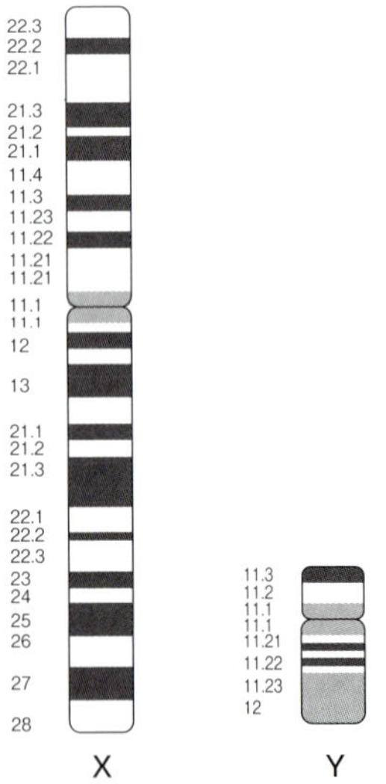

X染色体の異数性（X染色体が1本）の疾患として，Turner症候群がある．一般女性核型は46,XXであり，X染色体が2本あるのに対して，X染色体が少なく45,Xとなる．これは配偶子形成時の減数分裂過程での染色体不分離が原因である．ただし，X染色体部分欠失，モザイク型，リングXなどさまざまな核型のバリエーションが存在する．X短腕にある*SHOX*遺伝子が低身長と関係する．低身長以外のTurner症候群の症状として，大動脈縮窄症などの先天性心疾患，翼状頸や外反肘などの身体的特徴，馬蹄腎などの腎異常，反復性中耳炎，原発性無月経，などがある．精神発達の大きな遅れはないが，空間認知などに問題をもつことがある．発生頻度は2,000～3,000人に1人の割合である．

X染色体が1本多い47,XXXは多くの例では特別な症状は認めない．一部の例で不妊症との関連が指摘されているが，詳細はここでは省略する．48,XXXXや49,XXXXXでは精神発達の遅れを伴う．

X染色体に座位がある性分化疾患として，アンドロゲン不応症がある．アンドロゲンが分泌されても，アンドロゲン受容体の遺伝子変異があると受容体に結合できないため，染色体がXYであっても身体所見・外性器は女性型となる．内性器は未分化な精巣のため，原発性無月経などで診断に至る．

Xp22.33領域の*KAL1*遺伝子異常によるKallmann症候群では，性腺機能低下，無嗅覚症を認める．ただし，この症候群に関係する遺伝子はX染色体以外にも存在するため，常染色体優性・劣性の遺伝形式の例など，遺伝的異質性が高い．

*ATRX*遺伝子はXq13.3に座位する．この遺伝子の変異はATRX症候群（αサラセミアX連鎖精神

図1 X染色体とY染色体の構造

遅滞症候群）であり，男子において精巣異形成を生じることがある．重度の精神運動発達遅滞，特異顔貌を認める．

*ARX*遺伝子はXp22.13に座位がある．この遺伝子の変異はARX症候群である．精巣異形成に加えて，滑脳症，てんかん，重度精神運動発達遅滞，を認める．

2 Y染色体

Y染色体は21番染色体や22番染色体より少し大きい程度で，X染色体の1/3しかない．Y染色体の大部分（長腕末端部）がランダムな繰り返し構造であり，座位する遺伝子はおよそ100個しかないが，性に関係する重要な遺伝子が存在する．*SRY*遺伝子と*DAZ*遺伝子である．なお，一部の領域はX染色体と相同である（pseudoautosomal region；偽常染色体領域，図2）．

SRY（sex determining region Y）遺伝子は，Y染色体短腕（Yp11.3）に座位する精巣決定因子であり，DNAに結合して他の蛋白などの発現を制御する．具体的な精巣形成の機序は未解明の点もあるが，*SRY*の欠失，転座（染色体の一部が切断され，他の染色体に付着し位置を変えたもの）などにより性分化疾患が生じることが知られている．

DAZ（deleted in azoospermia）遺伝子はY染色体長腕（Yq11.23）に座位し，精巣で特異的に発現する．無精子症患者において*DAZ*遺伝子の欠失が認められたことで，Y染色体上の無精子症原因遺伝子の有力な候補の一つと考えられている．

性染色体を含む異数性の疾患として，Klinefelter症候群（47,XXY）がある．出生頻度は新生児の男子1,000人に1人の割合である．思春期からの精巣の発育が進まず，精巣が小さく無精子症となる．身長は高くなる例が多い．男性ホルモンの補充が行われる．

3 XX男性

*SRY*遺伝子の転座は，XX男性の原因でもっとも多い．精子が形成される際に，X染色体とY染色体の偽常染色体領域（図2）が対合して2つの染色体間の組み換えが起こるが，Y染色体ではこの対合部位のすぐ近くに，*SRY*遺伝子がある．*SRY*遺伝子を含んで組み換えが起こると*SRY*遺伝子をもつX精子が形成される．この精子が受精すると，性染色体の構成はXXだが，*SRY*遺伝子が陽性の男性となる．診断は*SRY*領域の染色体FISHで行う．しかし，XX男性の20%は*SRY*遺伝子が陰性で，外性器が中間型～尿道下裂を示すことが多く，その原因は不明である．まれに家族性のXX男性例がある．

染色体17q24-q25重複でXX男性になる例が報告されている．この領域にある転写因子である*SOX9*の重複が原因である．*SOX9*遺伝子の欠失によるXY女性（屈曲肢異形性症；Ⅱ.❷A-4 campomelic dysplasia参照）と対称的な事象である．微細な染色体重複の診断のためにはマイクロアレイ染色体検査が必要になる．

4 XY女性

XY女性の原因を以下に提示する．

a XY型性腺形成異常症

Y染色体上にある*SRY*遺伝子に変異や欠損があるため女性化が起こり，正常の女性として発育する．卵巣が未熟で無月経や不妊の検査によって診断される場合がある．*SRY*遺伝子変異が家族性に受け継がれることもある．

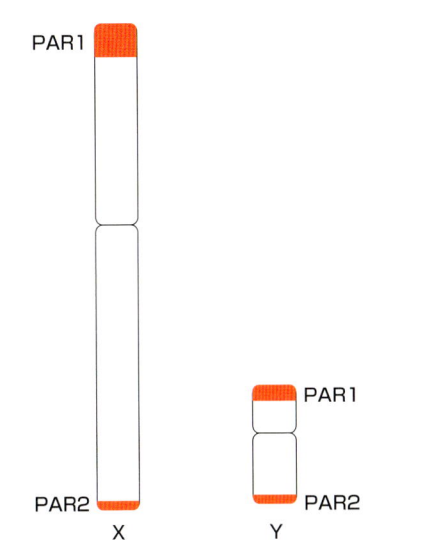

図2 X染色体とY染色体のpseudoautosomal region（赤で示した部分）
PAR1とPAR2がある

b Xp21.3重複

Xp21.3にある腎臓の発生・分化にかかわるDAX1遺伝子を含む領域が重複することによって，性別の逆転（sex reversal）をきたすことがある．男子のDAX1変異は先天性副腎低形成を伴うが，性別には影響しない．微細な重複の診断にはマイクロアレイ染色体検査が有用である．

c 9p24欠失

9番染色体短腕末端部の欠失は，DMRT1遺伝子が関与し，知的障害，特異顔貌，三角頭蓋（前頭縫合早期癒合症）を認める．外性器・性腺の異常を伴う場合もある（46,XY sex reversal）．欠失の範囲が9p24に限定していて，性別の逆転以外には症状を認めない場合もある．微細な欠失の診断のためにはマイクロアレイ染色体検査が有用である．

d 11p13.3欠失

この領域にあるWT1遺伝子はWilms腫瘍の発生に関与するがん抑制遺伝子であるため，欠失するとWilms腫瘍をきたす．また，腎疾患や性腺腫瘍を伴う．WAGR（Wilms tumor-aniridia-genitourinary anomalies-mental retardation）症候群（PAX6欠失も関与），Denys-Drash症候群，Frasier症候群などを生じる．詳細は❷A 性腺（精巣）分化異常の章を参照されたい．

5 性分化にかかわる主要遺伝子 —卵巣の発生にかかわる遺伝子概説

a RSPO1遺伝子

後述するWNT4と共同して女性の性分化に関与する．RSPO1の機能喪失変異では，女性型から男性型への性逆転が生じる．

b WNT4遺伝子

女性型への性分化を促し，男性型への性分化を抑制するほうに作用する遺伝子である．機能喪失変異では，女性型から男性型への性逆転が生じる．

c DAX1遺伝子

Xp21.3に座位する核受容体蛋白である．NR0B1遺伝子によりコードされる．この遺伝子の変異はX連鎖性副腎低形成の原因である．DAX1遺伝子，ジストロフィン遺伝子（Duchenne型筋ジストロフィー遺伝子），グリセロールキナーゼ遺伝子が同時に欠失する複合型グリセロールキナーゼ欠損症がある．

d BMP15遺伝子

Xp11.2に座位する．この遺伝子変異は高ゴナドトロピン性卵巣機能不全の原因である．逆にこの領域の重複は思春期早発症の原因となる．

e SF1遺伝子

9p33に座位する核受容体蛋白である．NR5A1遺伝子によりコードされる．この遺伝子の変異は先天性副腎低形成を生じる．ステロイドホルモンの合成不全から，性分化疾患を生じることがある（46,XY sex reversal）．

f FOXL2遺伝子

転写因子であり，顆粒膜細胞への分化および顆粒膜細胞の維持に重要である．FOXL2遺伝子の異常は眼瞼裂狭小－眼瞼下垂－逆内眼角贅皮（blepharophimosis, ptosis, and epicanthus inversus）の病因である．女性患者は原発性卵巣機能障害により不妊となるⅠ型と，不妊を伴わないⅡ型に分類される．またFOXL2遺伝子変異は早期卵巣機能低下症（premature ovarian failure）の病因でもある．

6 遺伝カウンセリング

遺伝カウセリングは，ヒトの遺伝の成り立ちや病気についての遺伝学的な情報を提供し，その病気の理解を深めるための支援をする．また，遺伝学的検査や出生前診断の必要性を熟考し，受けるかどうかを決定するために，検査についての方法や意義，限界などについての情報提供を行う．検査によって子どもや胎児の病気が確定すれば，病気についての経過や予後を予測し，あらかじめ治療方法や具体的な対応が考慮できることもある．また，世代を経て受け継がれる遺伝子変異の影響によって病気が発症している場合には，患者家族だけでなく，家系全体の中でその遺伝について理解することが大切になる．そこには，個々のアイデンティティの問題や，コミュニケーションの問題が含まれる．子どもに病気のことや遺伝性について伝えることは簡単なことではない．また，同じ遺伝子を受け継いでいる可能性のある同胞や親

族にどう伝えるかも大変難しい問題となる．遺伝カウンセリングでは，遺伝についての正しい情報を提供しながら，「伝えること」についてのカウンセリングを実施し，相談者がよりよい選択を自己決定するための支援をしている．遺伝のことで不安や疑問のある場合，遺伝カウンセリングの設定を行う．

参考文献

- 福嶋義光，監訳：トンプソン&トンプソン遺伝医学．メディカル・サイエンス・インターナショナル，2009;109-121
- Schinzel A:Chromosomes X and Y.Catalogue of Unbalanced Chromosome Aberrations in Man. 2 Revised ed, Walter De Gruyter Inc, 2001;903
- Mckinlay RJ, et al.(eds):Chromosome Abnormalities and Genetic Counseling (Oxford Monographs on Medical). 4th ed., Oxford University Press, 2011

〔川戸 和美/岡本 伸彦〕

4 病理診断

病理診断に必要な正常組織の発生を最初に簡単に述べる．胎児の週数はできるかぎり妊娠週数を使用する．ついで，病理的観点からみたおもな性分化疾患とその腫瘍発生について記載する．

1 胎児の性腺の発達

a 精巣の正常発育とその組織

成人の精巣は一側で25 g（20〜27 g）であり，大きさは4〜5×2.5〜3.5×2.0〜2.7 cmである．出生時は，1×0.5×0.4 cm程度で，年齢別の精巣の重量を表1[1]に示す．

成人の精巣の模式図を（図1）に示す．支持組織として，表面は厚い膜に覆われ，内部には線維性の結合織で囲まれた約250の小葉がみられる．表層の膜は3層の構造からなり，それぞれ漿膜・白膜・血管膜である．漿膜は扁平な中皮細胞と基底膜で構成される．白膜は膠原線維の層で，そのなかに線維芽細胞・筋細胞・肥満細胞・神経線維などがみられる．血管膜は，疎な結合織で，血管やリンパ管を含んでいる．膜の厚さは年齢で大きく変動する．出生時は300 μで，若年者で400〜450 μ，65歳以上では900〜950 μである．

小葉はおのおの，1〜4個の精細管を有する．個々の精細管は，交通しあうが，盲管構造は認めない．成人の精細管の平均直径は180 μである．精細管は明瞭な基底膜と薄い固有層がみられ，内腔には，種々の分化段階の生殖細胞（germ cell）とSertoli細胞がみられる．Sertoli細胞は生殖細胞を支え，栄養する役割をはたす．基底膜から高く精子形成部まで伸び生殖細胞の分化を助ける．細胞内に，Charcot-Böttcher類結晶をもつ．分泌機能として，胎児では抗Müller管ホルモン（anti-Müllerian hormone：AMH），成人ではアンドロゲン結合蛋白やインヒビンを産生する．Leydig細胞は，性索（sex cord）の間葉から発生し，テストステロンを産生する．好酸性の豊かな細胞質をもち，Reinke結晶がみられる．妊娠中期にはとくに豊富である．

免疫染色による胎児生殖細胞の同定としては，CD117（C-KIT），placental alkaliphosphatase（PLAP）やoctamer-binding transcription factor（OCT）3/4やtestis-specific protein Y-encoded（TSPY）染色などが用いられる．OCT3/4は，生理的には胎性幹細胞，

表1 精巣重量

年齢(年)	重量(g) 右	重量(g) 左	大きさ(cm)
出生	0.2	0.2	新生児 1×0.5×0.4
1	0.7	0.7	
2	0.9	0.9	
3	0.9	0.9	
4	0.9	0.9	
5	0.9	0.9	
8	0.8	0.8	
9	0.8	0.8	
10	0.8	0.8	
11	1.2	1.3	
12	1.5	1.5	
14	1.5	1.5	思春期 3×2×1.6
15	6.8	6.8	

成人の精巣は一側で25 g（20〜27 g）であり，大きさは4〜5×2.5〜3.5×2.0〜2.7 cmである

〔Ludwig J：Current Methods of Autopsy Practice 2nd ed.，WB Saunders, Philadelphia,1979；679,686〕

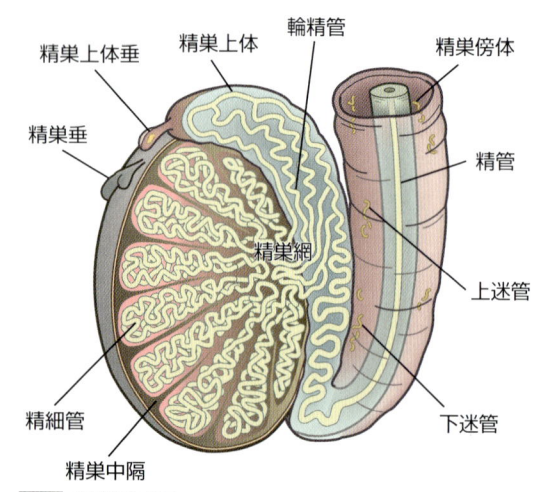

図1 精巣模式図

原始生殖細胞および精祖細胞（spermatogonia）のみに発現し，精母細胞になると発現しなくなるため，正常新生児の精巣組織においてはOCT3/4陽性細胞はほとんどみられず，生後4か月には完全にみられなくなるとされている．TSPYは，gonadoblastoma locus on Y（GBY）部位の有力候補であり，正常では，基底膜側へ達した精祖細胞で発現する．TSPY領域を含むY染色体をもつ性分化疾患では生殖細胞腫瘍発生のリスクが上昇するとされている．Sertoli 細胞の同定には，インヒビン-α，サイトケラチン-8，MIC2（CD99）免疫染色などが有用である．Leydig細胞の同定には，Sertoli細胞同様に，インヒビン-αを用いる．S-100, GFAP（glial fibrillary acidic protein），シナプトフィジン，NSE（neuron specific enolase）なども発現するが，ビメンチンやデスミンは発現していない．

妊娠9週頃までは両性の性腺は構造上区別がつかない．

妊娠10週頃に精巣では，原始生殖細胞がY染色体の影響のもとに増殖をつづけ，性索あるいは髄質索（medullary cord）を形成する（図2）．未熟なSertoli細胞とともに初期の精細管構造を形成する．この時期の生殖細胞は，分裂像を示し，円形の明るい核，明瞭な核小体をもち，細胞質は明るく大きい細胞である．C-KIT, OCT3/4, TSPYなどで同定される．PLAP染色は，生殖細胞の一部しか染色されない．精細管の中で，1/3程度を占める．精細管の残りの細胞はSertoli細胞で，核は暗調で卵円形，細胞質は乏しい．CK8やMIC2などで同定可能である（図3）．精細管の間には好酸性の大型の細胞（Leydig細胞）が充満する．Leydig細胞は，妊娠12〜15週に間質に細胞集団が形成され，16〜19週頃に最大数となる．妊娠中期になると精細管のループ形成が起こり，管腔構造も完成し，間質は減少する．内部の生殖細胞はSertoli細胞にくらべ相対的に減少がみられ，1/5〜1/7程度になる．間質では，20週を過ぎた頃より，Leydig細胞は急激に減少する（図4）．成熟新生児になると，90％以上はSertoli細胞が占める．この時期になると，OCT3/4やTSPYの生殖細胞における発現も正常では消失するので，インヒビンにより，Sertoli細胞を観察するのがよい．間質にはコラーゲン形成が起こり，Leydig細胞もほとんど消失している（図5）．乳児期では，生殖細胞の精細管内での比率は，2〜3％といわれ，思春期前に5〜8％程度になるといわれている．新生児期にほとんど消失していたLeydig細胞は思春期にはふたたび増加する．

生殖細胞の発達をみると，妊娠11週頃に，未分化な精祖細胞が基底膜上にみられ，増殖，再生を繰り返す．そのうちのいくつかが，第1次精母細胞となる．分裂した一方が精子形成に入ると，他方が幹細胞（暗調精祖細胞）として温存される．第1次精母細胞の最初の段階である減数分裂前細胞（preleptotene細胞）は，いまだ基底膜上にとどまるが，減数分裂に入るとleptotene細胞から内腔側へと遊離してみられる．第1次精母細胞の分類は，核クロマチンパターンの変化を反映している．第2次精母細胞は半減期の短いこともあり，精細管内では少数しか認められない．核は第1次精母細胞より小さく，繊細な顆粒状のクロマチンパターンを呈する．

一方，髄質では，妊娠11週頃より，性索は分裂して紐状の細胞からなる網目構造を形成する．これが精巣網（rete testis）である．卵巣と異なり皮質索は形成されず，性索は表層上皮との連絡を失い，厚い線維性結合織の層である白膜で覆われる．白膜の形成は妊娠12〜15週頃にはじまり，満期頃に急速に発達する．精巣上体や精管の形成もこの頃に完成する．

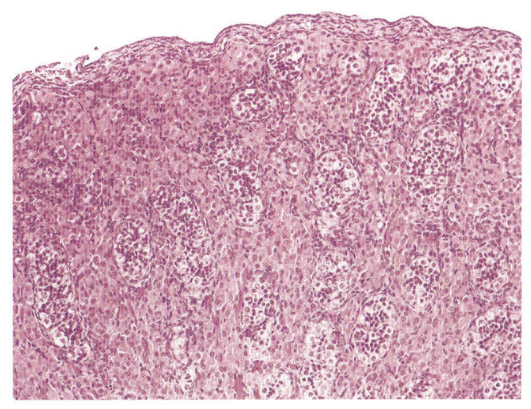

図2 妊娠12週胎児
初期の精細管構造．間質にはLeydig細胞が豊富にみられる

図3 初期の精細管
a：初期の精細管は，明るい大きな生殖細胞と暗調な Sertoli 細胞で構成される．間質には Leydig 細胞が豊富にみられる
b：C-KIT 染色．生殖細胞の細胞質・細胞膜が染色される
c：OCT3／4 染色．生殖細胞の核が染色される
d：TSPY 染色．生殖細胞の細胞質が染色される
e：PLAP 染色．一部の生殖細胞が染色される
f：CK8 染色．Sertoli 細胞が染色される
g：MIC2 染色．Sertoli 細胞が染色される

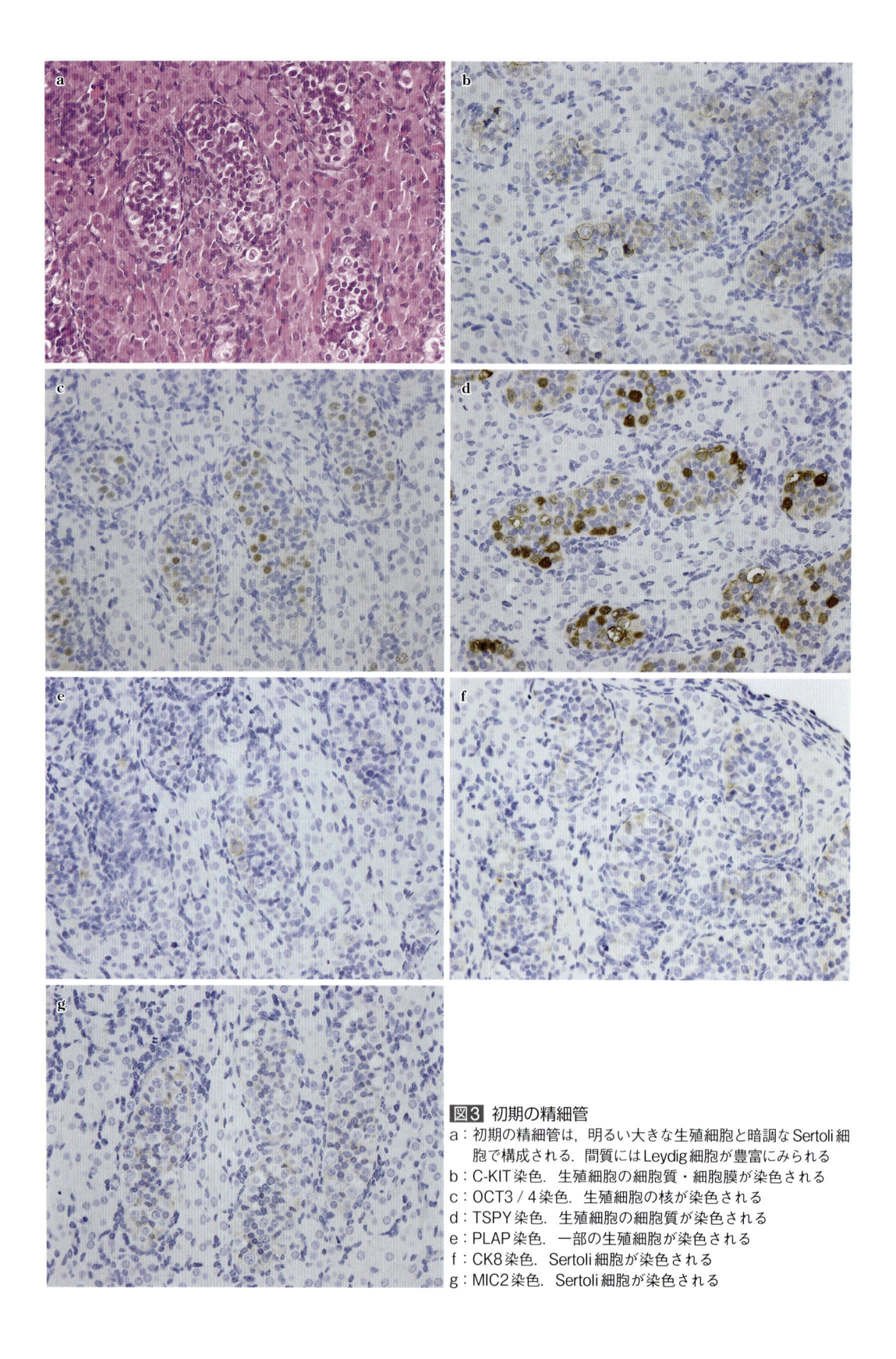

図4 妊娠21週胎児
a：精細管は密になり，間質は減少する．内部の生殖細胞は Sertoli 細胞にくらべ相対的に減少する
b：OCT3/4染色．生殖細胞は減少している
c：MIC2染色．多数の Sertoli 細胞が染色される

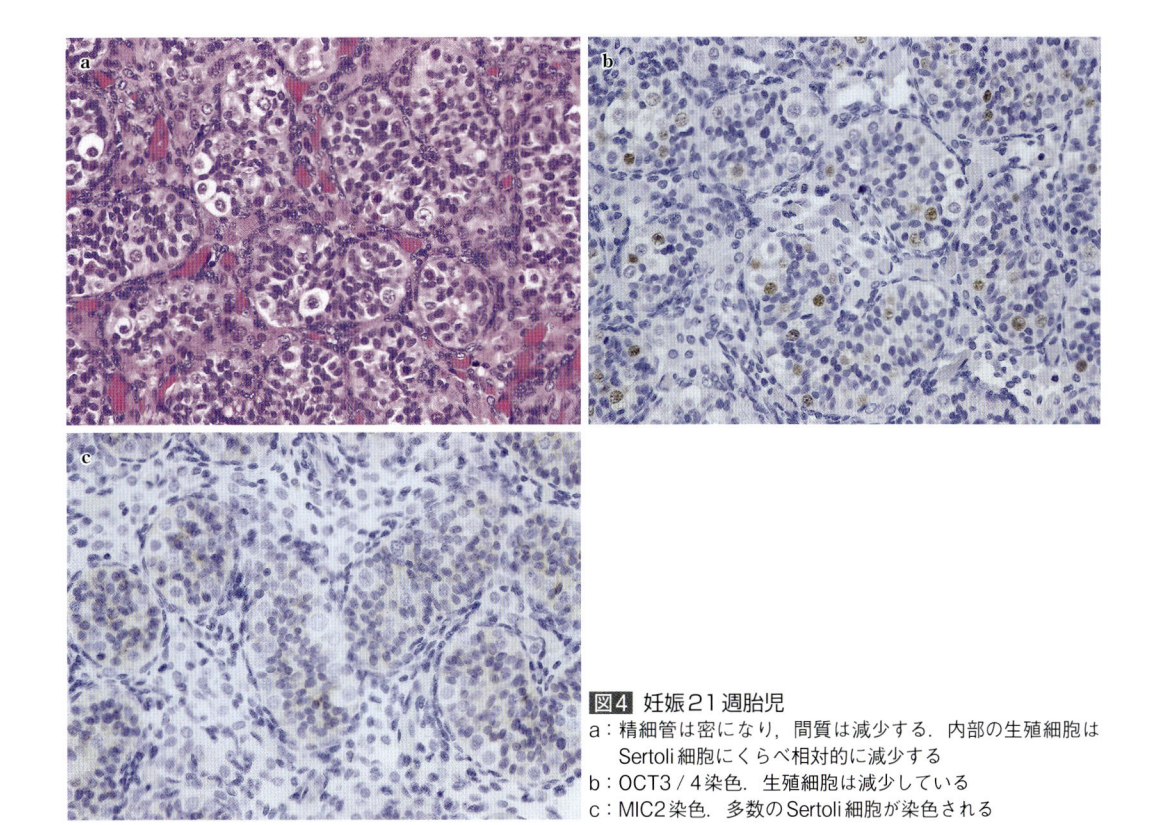

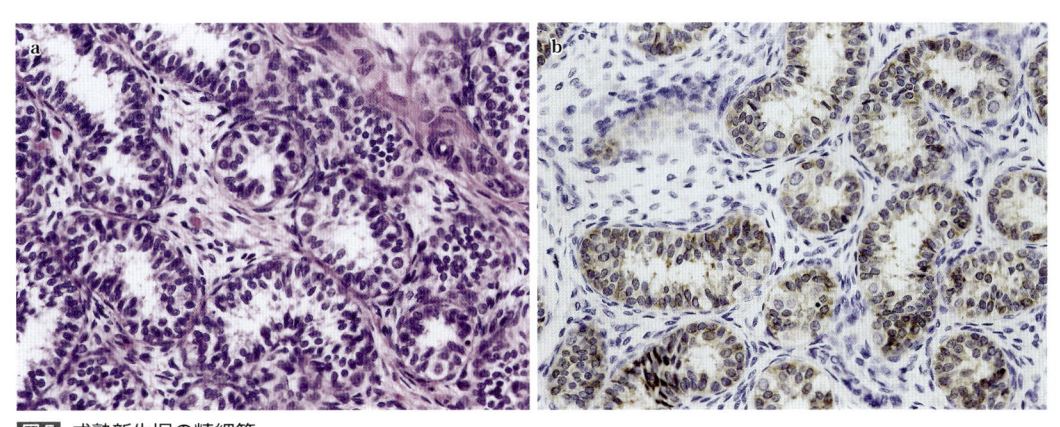

図5 成熟新生児の精細管
b：インヒビン染色．精細管内はほとんど Sertoli 細胞で占められる

b 卵巣の正常発育とその組織

　成人の卵巣は扁平楕円形で，成人では 3×2×1 cm，重さ 5～10 g である．年齢別の卵巣の重量を表2[1])に示す．皮質・髄質・門で構成されている．皮質は緻密な線維性結合織と紡錘形の線維細胞からなり，上層は，多くの原始卵胞がみられ，下層にさまざまな成熟段階の卵胞，黄体，白体を有している．表層は腹膜中皮由来の上皮細胞に覆われ，髄質には卵巣門からの血管・神経が豊富に存在する．卵巣門には Wolff 管の遺残である卵巣網（rete ovarii）があり，ステロイド産生細胞である門細胞が認められる．傍卵管部にかけて Walthard 細胞巣が認められる．

　原始生殖細胞が性腺原基へと遊走し，胎生 5～6 週に定着すると，女性では卵巣原基となり，卵巣への分化は胎生 7 週にはじまる．7～9 週にかけて表層が拡大し，皮質形成を促す．妊娠 9 週頃までは両性の性腺は構造上区別がつかない．

原始生殖細胞は退化する中腎管と分離し，髄質索も退化し，不規則な細胞集団となる．原始生殖細胞を含んだこれらの細胞集団は，のちに血管に富んだ間葉系細胞で置換されて卵巣間質を形成する．細胞集団の表層上皮は増殖をつづけ，妊娠9週頃に皮質索となり下層の間葉に侵入するが，生殖巣の表層にとどまっている．この時期の生殖細胞は，分裂像を示し，円形の明るい核，明瞭な核小体をもち，細胞質は明るく大きい細胞である．C-KIT, OCT3/4などで同定される．PLAP染色は，精巣と同様に生殖細胞の一部しか染色されない（図6）．妊娠18週頃には，これらの皮質索も独立した細胞塊に分かれ，それらは1個あるいは数個の原始生殖細胞を取り囲む構造をつくる．12～15週にかけて，血管に富んだ結合組織が髄質部の間葉組織から皮質深部へと伸びて中隔組織を形成する．20週までには表層にまで伸展する．精巣と異なり表面に白膜は形成されない．卵巣門にはWolff管遺残の組織である卵巣網が形成される．ステロイド産生細胞である門細胞も認められる．皮質の細胞成分として卵細胞と前顆粒膜細胞（性索）が認められるようになる．原始生殖細胞は卵原細胞を経て第1次卵母細胞となり，活発に減数分裂して，妊娠16～19週頃に最大数（1個の卵巣に400万個ほど）に達する．腹膜表面から性索が形成される．性索は，卵原細胞を取り巻いて顆粒膜細胞となる．卵母細胞の周囲を単層の前顆粒膜細胞が覆う原始卵胞となる．性索（顆粒膜細胞）の起源は中腎由来の細胞とされている．卵胞形成は，14～20週の時期に皮質の深部ではじまり，新生児期までに表層に到達する．24～29週には，原始卵胞は成熟をつづけ，周囲に結合織（卵胞膜細胞）が集族し胞状卵胞を胎児期後半で形成することもある．30～40週の間に皮質と髄質の分化はさらに明瞭になり，卵巣間質は著しく増加する．原始卵胞は次第に減少し，新生児で，1個の卵巣に100万個，思春期には8万個ほどとなる．この時期には，生殖細胞のC-KIT染色は陽性にもなるが，OCT染色では通常染色されない（図7）．原始卵胞の大多数は卵胞発達のいずれかの段階で退縮し，排卵まで達するのは400～500個にすぎない．

表2 卵巣重量

年齢(年)	重量(g)	
	右	左
出生	0.2	0.2
1	0.5	0.5
2	0.5	0.4
3	0.7	0.7
4	0.7	0.7
5	1.1	1.0
6	1.1	1.1
8	1.6	1.5
9	1.6	1.5
10	1.6	1.5
11	2.2	2.1
12	2.2	2.1
16	2.0	2.0

〔Ludwig J：Current Methods of Autopsy Practice 2nd ed., WB Saunders, Philadelphia, 1979, 679, 686〕

原始卵胞の少数が2次卵胞からGraaf卵胞（3次卵胞）にまで成長する．排卵後，卵胞は月経黄体となり，妊娠に至らないときは退縮・線維化・硝子化して白体となる．妊娠黄体は月経黄体にくらべ，黄体細胞の大型化と分泌活動の旺盛さを示す．月経黄体が直径1cm前後であるのに対して妊娠黄体は，約2～3cmである．

2 代表的疾患の病理像

a Turner症候群

X染色体の欠損や構造異常による性の分化異常で，おそらく95％以上は妊娠中期までに流産し，出生女児で2,500人に1人程度といわれている．45,Xの核型がもっとも多く低身長・リンパ浮腫・翼状頸・外反肘・過剰な色素性母斑，などを伴う．胎児では全身浮腫が特徴である．卵巣は胎生14～18週までは正常に発育し，卵祖細胞（oogonium）は正常に存在するが，その後，性腺の発育障害が生じて卵母細胞は急速に減少し，索状性腺となる（図8）．Turner症候群の索状性腺は，組織的には，卵巣型の間質のみからなり，門部は正常で，卵巣網や門細胞が認められる．45,Xの例では，生殖細胞腫瘍のリスクの増加はない．

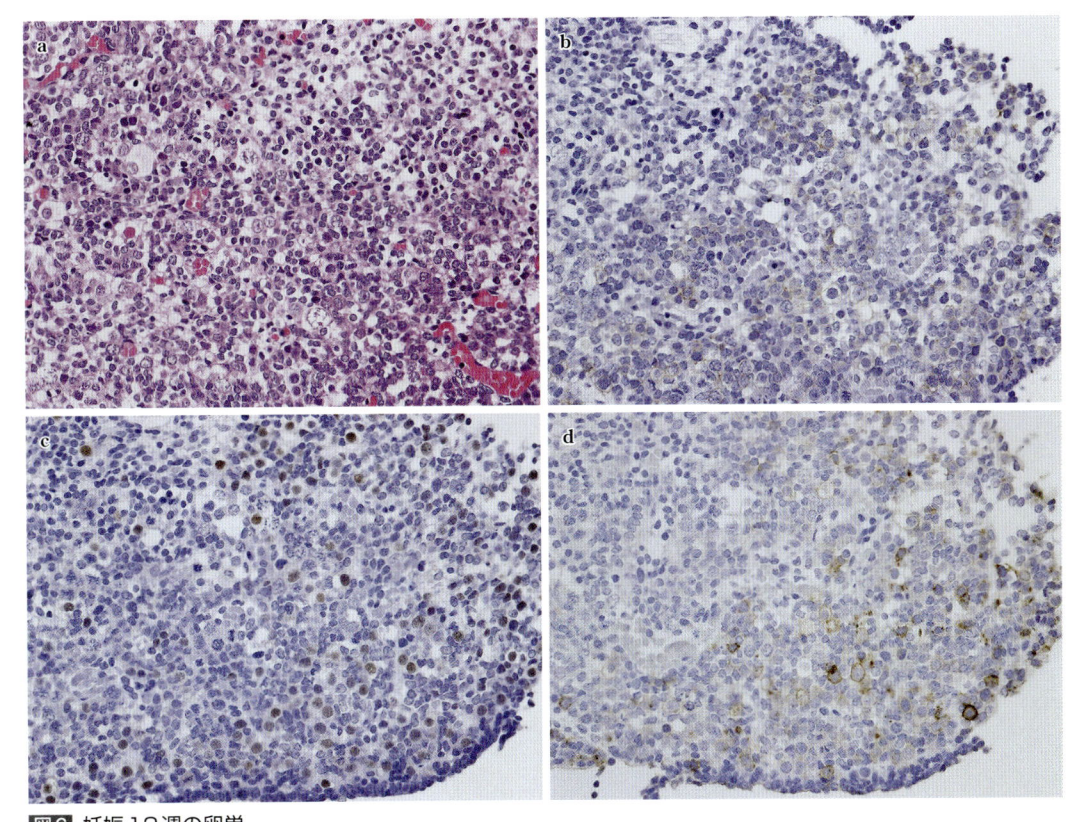

図6 妊娠12週の卵巣
a：生殖細胞は，集合せず性索内にびまん性にみられる，b：C-KIT染色．生殖細胞の細胞質・細胞膜が染色される
c：OCT3/4染色．生殖細胞の核が染色される，d：PLAP染色．一部の生殖細胞が染色される

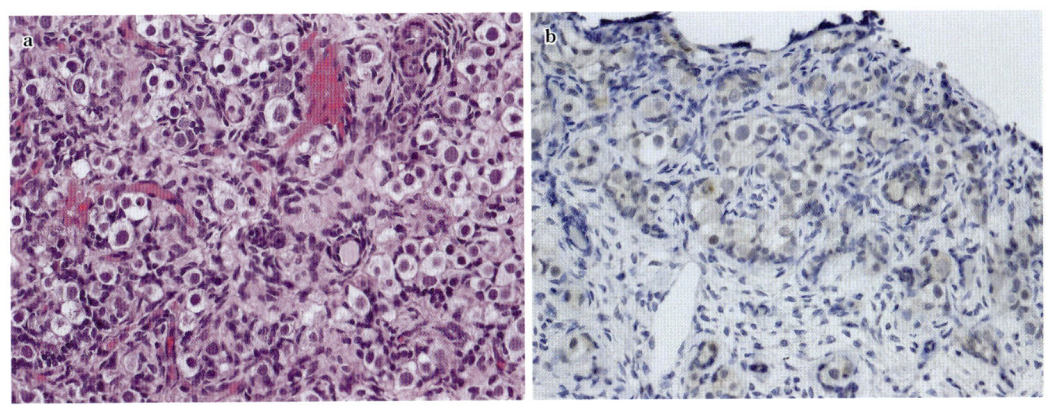

図7 成熟新生児の卵巣
b：C-KIT染色

b 混合型性腺異形成（mixed gonadal dysgenesis）

　性腺の一側が精巣で，他側が索状性腺（streak gonad）を示し，内・外性器は不対称な男女中間型を特徴とする．45,X/46,XYの性染色体モザイクがもっとも多く，ambiguous genitaliaの中で2番目に多い．Turner症候群の特徴である心奇形などを合併することもある．Müller管の組織はほとんどの例で残存しており，子宮は小さく，あるいは痕跡状で，卵管は索状性腺側あるいはしばしば両側に存在する．Wolff管の遺残は種々であり，精巣はときに正常大のこともある．精巣上体は2/3の例で存在する．精管のみられる例はより少なく，精囊はほとんどの例で認められない．

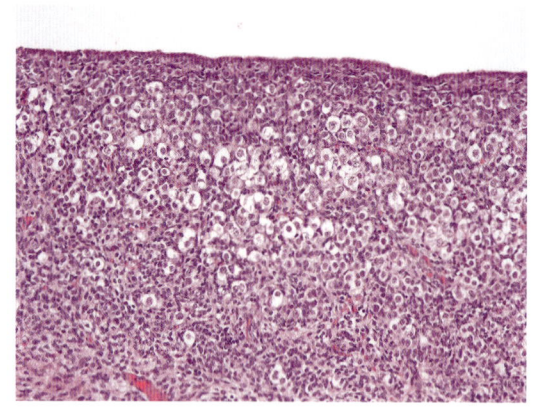

図8 Turner症候群（妊娠17週）の卵巣組織
多数の原始卵胞が認められる

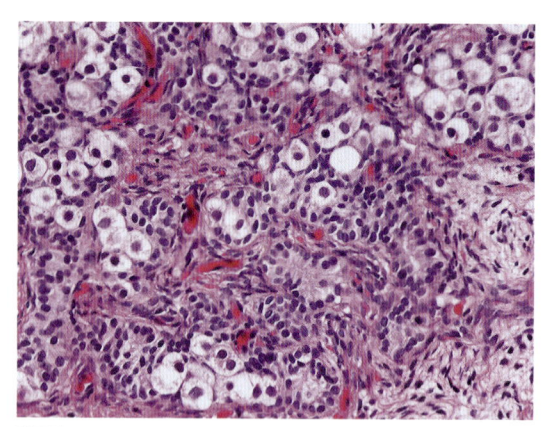

図9 両側混合型性腺異形成の新生児期の索状性腺
卵巣・精巣へ分化する構造を認める

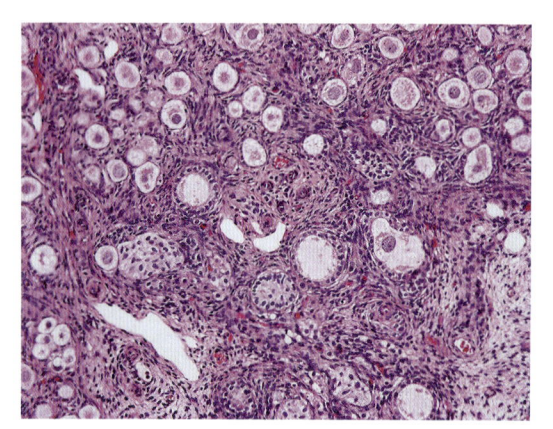

図10 両側卵精巣（ovotestis）の性腺組織
参考：卵精巣成分と精巣成分が混在していた性腺組織．生後9日．多数の原始卵胞と未熟な精細管構造がともに認められる

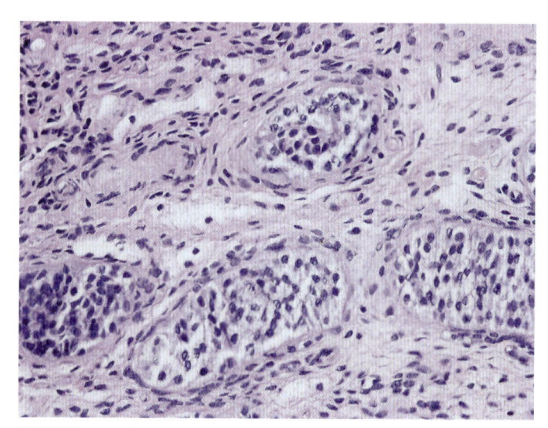

図11 15歳のKlinefelter症候群症例
間質は厚く精細管は乏しい．生殖細胞はほとんど認めず，Sertoli細胞が占めている

精巣の組織像は，正常に近いものから精細管の高度の形成不全を示す例までさまざまである．組織像を3つの部分でみると，①皮質領域では多数の精細管構造と卵巣に分化する組織が広範囲に認められる，②髄質部では正常に近い精細管と間質がみられる，③門部では分化の乏しい精細管構造が少数認められる．

混合型性腺異形成における索状性腺では乳児期には，卵巣・精巣のいずれにも分化する組織が認められることがあるが（図9），思春期までには線維性の結合織となる．

c 卵巣と精巣が存在する：卵精巣性DSD

卵精巣性DSDでは，一側の性腺に卵巣，他側に精巣が存在する場合と，一側の性腺内に卵巣と精巣が存在する卵精巣（ovotestis）の場合がある（図10）．染色体は種々で，60%が女性核型，30%がY染色体を含むモザイク核型，10%が男性核型である．卵精巣は70%の例に認められ，卵巣部は正常で，精巣部は発育不全を示す例が多い．肉眼的には卵巣成分と精巣成分が明らかに区別されることが多いが，時に肉眼的に区別が難しく，組織学的にも図10のように卵胞と精細管が明らかな境界なく混在する症例もみられる．子宮は多くの例で存在する．

d Klinefelter症候群

X染色体を過剰に有する男性の性染色体異常である．核型の90%は47,XXYで，Y染色体の*SRY*遺伝子が働いて男性化する一方で，X染色体も同時に働き女性化する．精巣の病変は出生早期より精細管は乏しく，生殖細胞はほとんど認めず，

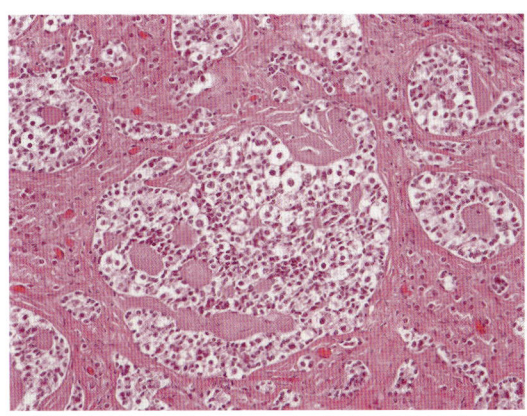

図12 性腺芽腫を発生した15歳の混合型性腺異形成症例
ヒアリン様間質と大小の細胞巣がみられ、そのなかに、生殖細胞を性索細胞が取り囲むような増殖を示す

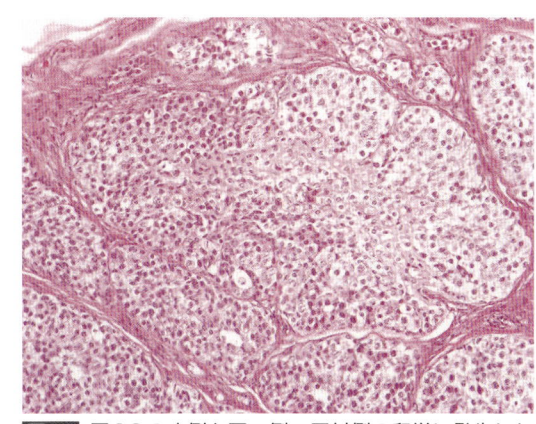

図14 図12の症例と同一例：反対側の卵巣に発生した生殖細胞腫
個々の胞巣は大きく、増殖細胞は、ほとんど生殖細胞由来であり、細胞密度も高い

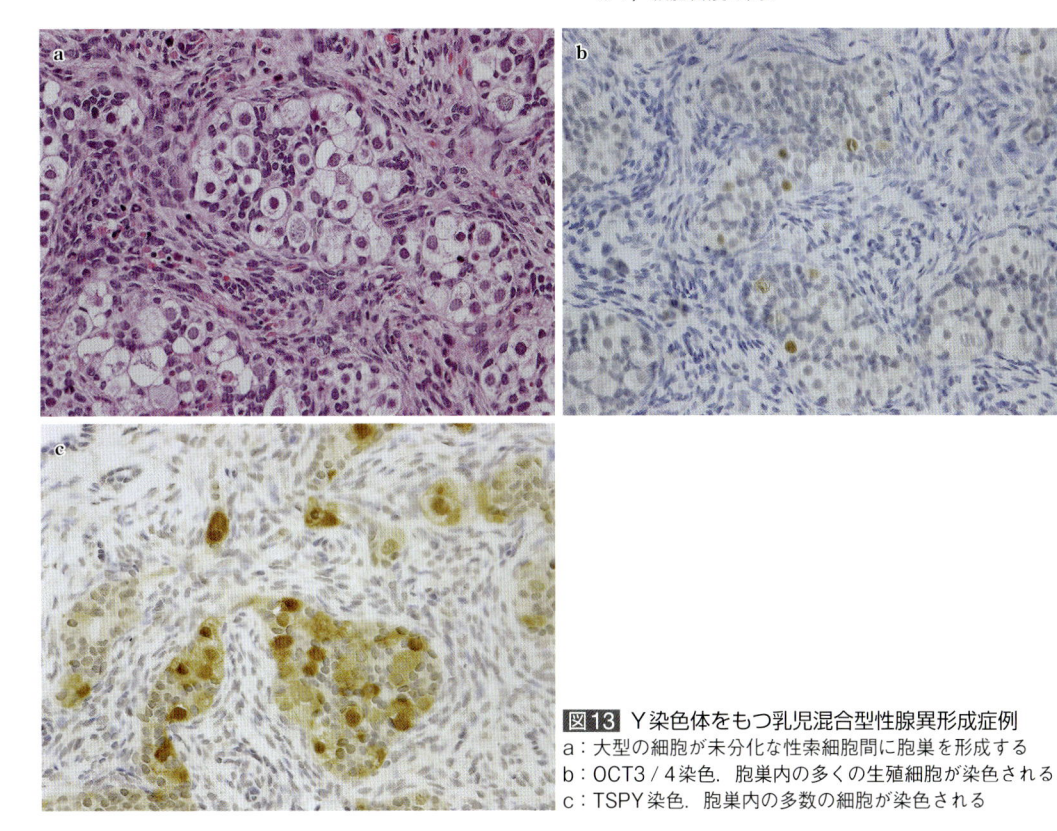

図13 Y染色体をもつ乳児混合型性腺異形成症例
a：大型の細胞が未分化な性索細胞間に胞巣を形成する
b：OCT3/4染色．胞巣内の多くの生殖細胞が染色される
c：TSPY染色．胞巣内の多数の細胞が染色される

Sertoli細胞が占めている．間質は厚い．加齢とともに高度となり、思春期以降では精細管は硬化・硝子化し精子形成を認めず、Sertoli細胞も消失する．Leydig細胞は増生し結節性過形成を認める（図11）．

3 性分化疾患にともなう腫瘍性疾患

a 性腺芽腫

性腺芽腫（gonadoblastoma）は、生殖細胞と性索細胞の混合性増殖からなる腫瘍で、Y染色体をもつ表現型女性の索状性腺に発生率が高い．1/3の例に性腺芽腫が発生したという報告もみられる．

半数以上は両側性腺に発生するという．性腺芽腫の大きさは種々で，その1/5は索状性腺の組織検査のみにより発見されている．石灰化の程度もさまざまである．完全型性腺異形成や卵精巣性DSD例でも性腺芽腫の発生が認められる．

組織的には，未分化生殖細胞腫に類似した大型の細胞が顆粒膜細胞腫に類似した小型の未分化な性索細胞間に胞巣を形成する（図12）．胎児期の発生で述べたOCT3/4やTSPYは新生児・乳児期は消失するが，Y染色体をもつ表現型女性の索状性腺では性腺芽腫発生前に発現していることがあり，このような例では慎重な経過観察が必要である（図13）．

本腫瘍では，二次的に悪性生殖細胞腫瘍を発生することが多い．その多くは未分化生殖細胞腫（dysgerminoma）である．原始生殖細胞に類似した大型の腫瘍細胞で構成される．性腺芽腫が原始生殖細胞と性索間質細胞の混合性増殖からなるのに対して，未分化生殖細胞腫は，生殖細胞の単一性増殖である．腫瘍細胞の胞巣も生殖細胞腫は大きく，細胞異形成も強い（図14）．

二次性腫瘍として，時に卵黄嚢腫瘍，奇形種や絨毛がんが発生することもある．その他，顆粒膜細胞腫や性索間質腫瘍や腺がん，Willms腫瘍の報告もある．

b その他の腫瘍発生

完全型アンドロゲン不応症では生殖細胞腫瘍や性索間質腫瘍の発生がとくに思春期以後に高くなるため，両側精巣の切除が行われる．Klinefelter症候群では縦隔生殖細胞腫瘍（卵黄嚢腫瘍など）の発生がみられる．

停留精巣でも精巣腫瘍発生のリスクが増大することが知られている．停留精巣から発生する精巣腫瘍では，seminomaがもっとも頻度が高く，治療後の精巣からは胎児性がんがもっとも多い．

文献
1) Ludwig J:Current Methods of Autopsy Practice 2nd ed.,WB Saunders, Philadelphia,1979;679,686

（中山 雅弘）

5 画像診断

　性分化疾患とは，卵巣・精巣や性器の発育が非典型的である状態をさす．臨床的には外性器の状態が非典型的であることから疑われる．これに対する画像診断は，性腺の区別（性腺かどうか，性腺であれば精巣か卵巣か）や内性器の状態（子宮などMüller管由来の構造の有無，腟構造の有無，それらの留水腫の有無など），その他，これに合併する副腎や腎の状態などの情報を得るために行われる．

　本項では，実際に性分化疾患が疑われる患児に対して，どのように画像診断を進めていくか，およびその役割について，概略を述べる．

1 画像検査の目的・役割

　性分化疾患における画像検査は，上述のように外性器の状態が非典型的（いわゆるambiguous genitalia）である場合に求められる．

　具体的には，陰茎が小さいあるいは陰核が大きい場合や陰嚢低形成あるいは大陰唇の男性化（肥大してシワがみられる）などがみられる場合である．

　画像検査は，陰嚢あるいは大陰唇部（〜鼠径部）に性腺と考えられる構造が存在しないか，存在する場合はそれが精巣か卵巣か，骨盤腔内に腟や子宮構造があるかどうか，それらの内腔に液体貯留やそれによる腫大がみられないかどうか，などを確認するために行われる．さらに泌尿生殖洞や総排泄腔（cloaca）などの可能性についても検索する．また，これらに合併する水腎症の有無の検索にも画像検査は有用となる．副腎皮質過形成によるものが疑われる場合では，副腎の腫大についても検索し，診断の一助とする．

2 画像検査のmodality

a 超音波

　まず最初に行われる画像検査は超音波である．
　①超音波は被曝を伴わず，ベッドサイドで施行可能である，②検査対象が小さくあまり深くない部位に存在しているため分解能の高い高周波のプローブを用いることができる，③内部の性状の確認（囊胞の有無）に超音波像は適している，など有用な点が多い．

b MRI

　MRIでは被曝を伴わず，また客観的情報が得られること，子宮や卵巣などの臓器がとくにT2強調像で同定しやすいことなどが有用な点としてあげられる．

c CT

　CTも客観的である点ではすぐれているが，被曝を伴うこと，子宮や卵巣の同定に造影剤の投与が必要であることが多いこと，などが欠点としてあげられる．最近では薄いスライスで撮影された画像から精細な再構成画像つくることが可能となり，任意の断面で詳細な解剖学的情報をあとから得ることができる点はすぐれている．

　また，ルートが多数ある場合や呼吸管理をしているような状態では，短時間に比較的簡便に撮影できる点ですぐれている．

d 尿道造影

　泌尿生殖洞や総排泄腔などの奇形の診断はMRIで可能なことも多いが，尿道に直接造影剤を注入し透視画像を撮影することで，交通の有無などのより直接的な情報が得られ，診断に有用となる（図1）．

　造影剤には非イオン性の低浸透圧造影剤を用いる．

　以上述べたような各種画像検査法の他にも，合併奇形の検索にその他の各種画像検査が必要となることがある．いずれもそれぞれの利点，欠点をよく理解したうえで，目的に応じ適宜選択して施行することが重要である．

3 性腺の同定・鑑別

　性腺を探す部位は，陰嚢あるいは大陰唇，鼠径

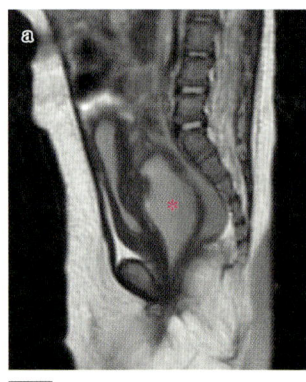

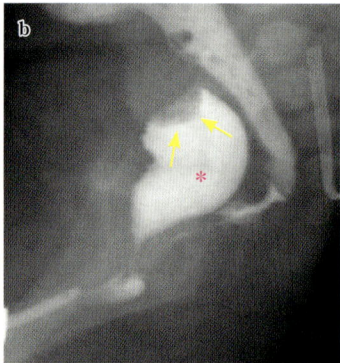

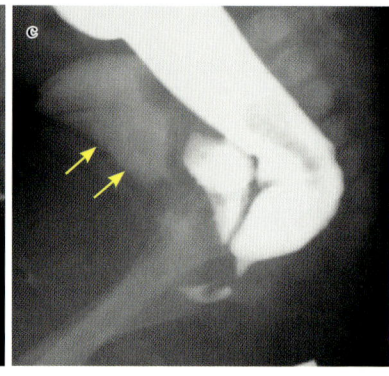

図1 総排泄腔
a：矢状断T2強調MRI．膀胱と直腸のあいだに液体貯留する腔がみられており，腟に液体を貯留した腔と考えられる（＊）．直腸は肛門側に向かわず，恥骨の尾側に向かっている．膀胱，腟も同様に，尾側端は恥骨の尾側に集束している
b, c：尿道造影．bでは総排泄腔から腟（＊）と直腸が造影されている．腟の頭側にみられる円弧状の欠損（→）は子宮頸部による．cではその後，膀胱が淡く造影されているのがみられる（→）

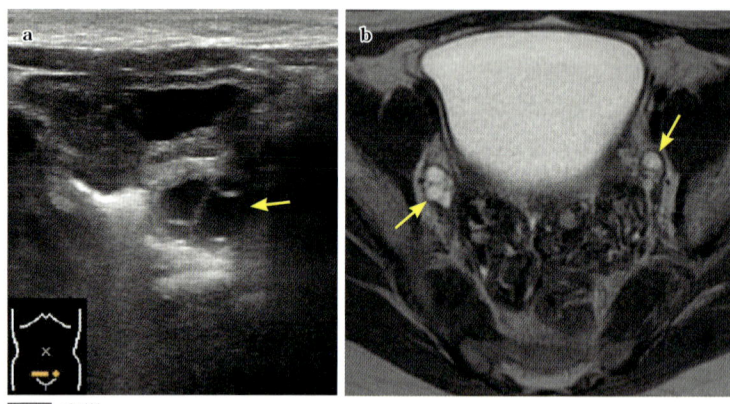

図2 卵巣
a：超音波　b：T2強調MRI
いずれも骨盤腔の横断像．膀胱の背側・外側寄りに多房性の構造が認められる（→）．複数の嚢胞が存在している構造から卵巣であるといえる

部，骨盤腔内である．これらの部位に性腺構造がみつからない場合は，発生学的な視点から骨盤腔から腎門部までのあいだも検索する．

性腺の同定・鑑別には，画像検査としては，超音波あるいはMRIがもっとも適している．

性腺が存在すべき部位で，小さな結節状の構造の内部に小さな嚢胞（卵胞に相当）が複数個みられた場合は卵巣と考える．この嚢胞の描出は超音波あるいは，MRIのとくにT2強調像がみやすい（**図2**）．

充実性の構造であった場合には，精巣あるいは卵巣いずれの可能性もあり，どちらともいいきれない．前述したように卵巣の場合は内部に小さな嚢胞がみられることがほとんどなので，嚢胞がみられず，内部の性状が均一な場合は精巣として考えることが多い．精巣には超音波で縦隔（mediastinum）とよばれる構造に相当する高輝度の線状エコーがみられることがある（**図3**）．

時に痕跡的に索状構造しかみられないような場合があったり，結節状の構造でも組織学的に卵巣組織と精巣組織が混在している〔精巣と卵巣に分化しきれていない状態：卵精巣（ovotestis）〕こともある（**図4**）ため，注意が必要である．

CTでも同様に，嚢胞の有無で鑑別するが，被

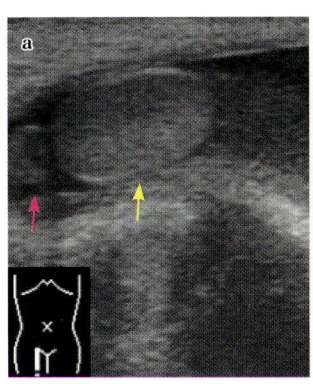

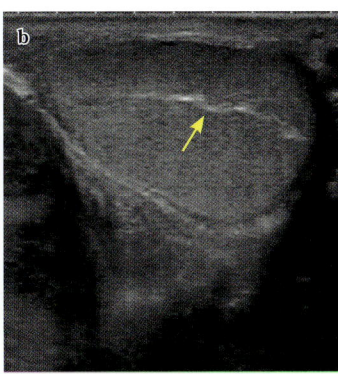

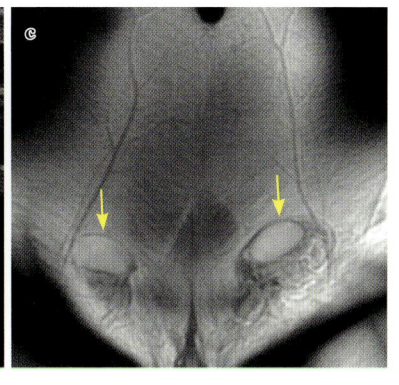

図3 精巣
a, b：超音波．精巣は均一な楕円形の結節状構造として認められる（→）．aでは頭側（図の左側）にさらに小さな結節状の構造がみられており，これは精巣上体に相当する（→）．精巣周囲にみられる少量の液体は陰嚢水腫である．bでは精巣内に線状の高輝度（→）がみられている．これはmediatinumに相当し正常でみられる像である
c：冠状断T2強調MRI．精巣は楕円形でT2強調像では均一な強い高信号を呈する．本症例は鼠径部皮下に存在している（→）

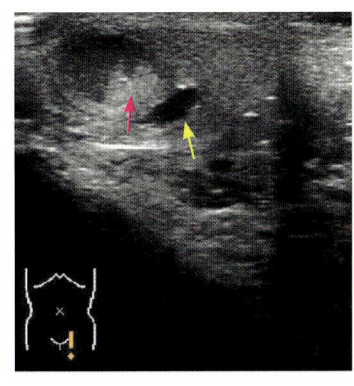

図4 卵精巣（ovotestis）
楕円形の構造で，均一な充実性の部分と嚢胞性の部分（→）が認められている．一部の嚢胞にはdebris様の高輝度がdependent portionに認められた（→）．生検で精巣組織と卵巣組織が認められた．嚢胞壁にはヘモジデリンの沈着がみられ，排卵後の可能性が示唆された

曝を伴うこと，単純CTではコントラストが低く造影剤を投与する必要があること，造影剤を投与しても腸管と性腺の鑑別が難しいことが多い，などの理由から，性腺の同定・鑑別という目的においては有用性が低く，用いられることは少ない．

4 内性器の異常

内性器の検索においては，Müller管由来の構造を探すことになる．膀胱と直腸のあいだになんらかの管腔構造がみられれば，それが子宮あるいはMüller管由来の構造である可能性が高い（図5）．さらに腟構造の有無についても検索する．時に双角子宮様の形態（図6）を示していたり，子宮あるいは腟構造内に液体を貯留した子宮・腟留水腫として，嚢胞様あるいは液体をいれた管腔様構造が膀胱背側にみられることもある（図1,7）．

5 副腎の異常

外性器がambiguousになる原因の1つに，副腎皮質過形成がある．

これは，副腎におけるステロイドの生成の過程での酵素が先天的に欠損することにより，生成されるステロイドが少なくなる疾患で常染色体劣性遺伝を示す．21-水酸化酵素の欠損がもっとも多く，他に11-水酸化酵素，3β-水酸化ステロイド脱水素酵素の欠損によるものなどがある．

本疾患では，ステロイドの低下に反応して副腎皮質刺激ホルモン（adrenocorticotropic hormone：ACTH）が過剰に分泌されることになり，副腎皮質の過形成が起こる状態をきたす．この結果として，糖質コルチコイド，鉱質コルチコイドの低下による症状に加えて，アンドロゲンの増加による症状が認められることになる．すなわち，鉱質コルチ

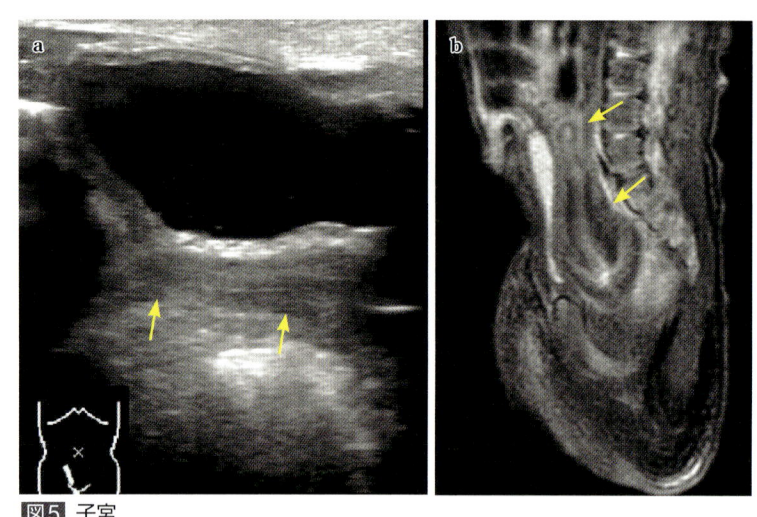

図5 子宮
a：超音波，b：T2強調MRI
いずれも矢状断像．壁がやや厚く，これに囲まれる内腔はやや高輝度あるいは高信号を呈する縦に長い構造として認められる．出生直後（b）では母親のホルモンの影響があり子宮はやや腫大して認められることが多い

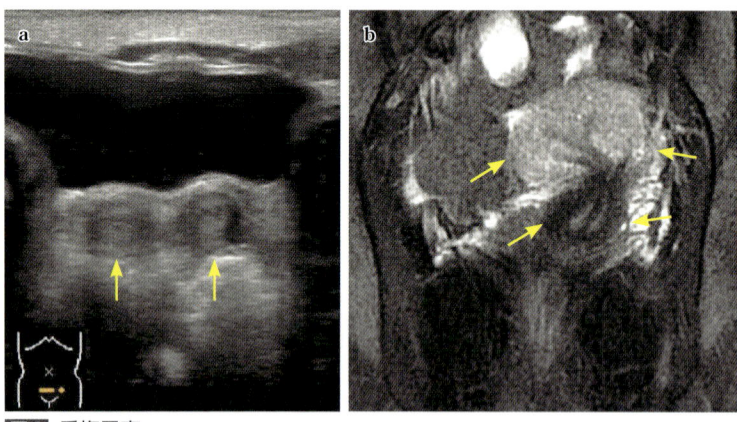

図6 重複子宮
a：超音波横断像．膀胱背側に2つの管腔構造が左右に並んで認められている．重複した子宮構造による像．本症例では陰核腫大があり，染色体は46,XY，鼠径部に萎縮した精巣構造がみられた
b：冠状断T2強調像．子宮構造が左右に並んで2つ認められる

コイドの低下によって，電解質異常，脱水などのいわゆる塩喪失症状の他，皮膚の黒ずみなどが認められる一方，男性ホルモンの過剰によって，女子では外性器が男性型に傾き，男子では陰茎の発育が早くから進むなどの異常がみられることになる．

副腎は腫大あるいは基準値の上限の大きさを示す．長さが20 mm以上，幅が4 mm以上あれば，本疾患が示唆される．超音波による検索が有用で，副腎はいわゆる脳回様の形態を示す（図8）．

6 腎の異常

泌尿生殖洞や総排泄腔の場合，尿路系の拡張がみられ，水腎症（図7），水尿管症，その他の尿路奇形を呈することがある．内性器や性腺の検索と同時に検査しておくことが望ましい．

7 その他の合併奇形

ambiguous genitaliaに滑脳症（lissencepahly）および脳梁欠損が合併することがある．

総排泄腔の場合は，総排泄腔外反症とよばれる，

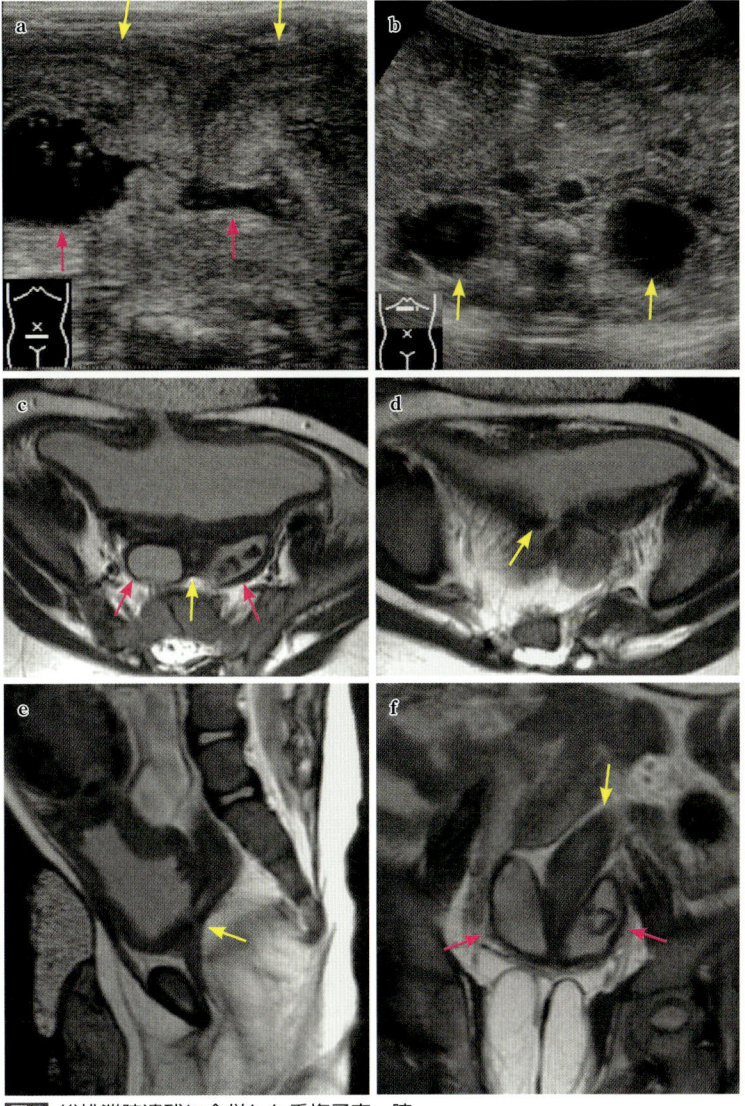

図7 総排泄腔遺残に合併した重複子宮・腟

a：超音波骨盤腔横断像．左右に並ぶ液体貯留する腔（→）があり，それぞれに連続して腹側に左右に広がるように壁の厚い管腔構造（⇒）が認められる．それぞれ重複腟が留水腫になっている状態と重複子宮をみている像

b：aと同一症例．両側の腎盂・腎杯の拡張像がみられている

c：T2強調MRI．膀胱の背側に3つの管腔構造が並んで認められる．中央は直腸（⇒），左右は重複腟留水腫（→）

d：cより尾側の横断面．両側の腟と膀胱が交通している

e：矢状断像．直腸と膀胱の交通がみられる

f：冠状断像．中央に直腸（⇒）が，両側に重複腟留水腫（→）がみられている

膀胱が反転し，中央に回盲部が反転し腹壁に露出している状態を起こすこともある．また，総排泄腔は，脊椎，心血管系，気管食道，橈骨，腎の奇形と同時に起こることがある．これらは頭文字（V；vertebral, vascular, A；anorectal, TE tracheoeso-phageal, R；radial, renal）をとってVATER相関，VATER associationとよばれており，さらに仙骨奇形などとともに脊髄の奇形，潜在性二分脊椎が合併することも知られているため，これらに対する検索も必要となる（図9）．

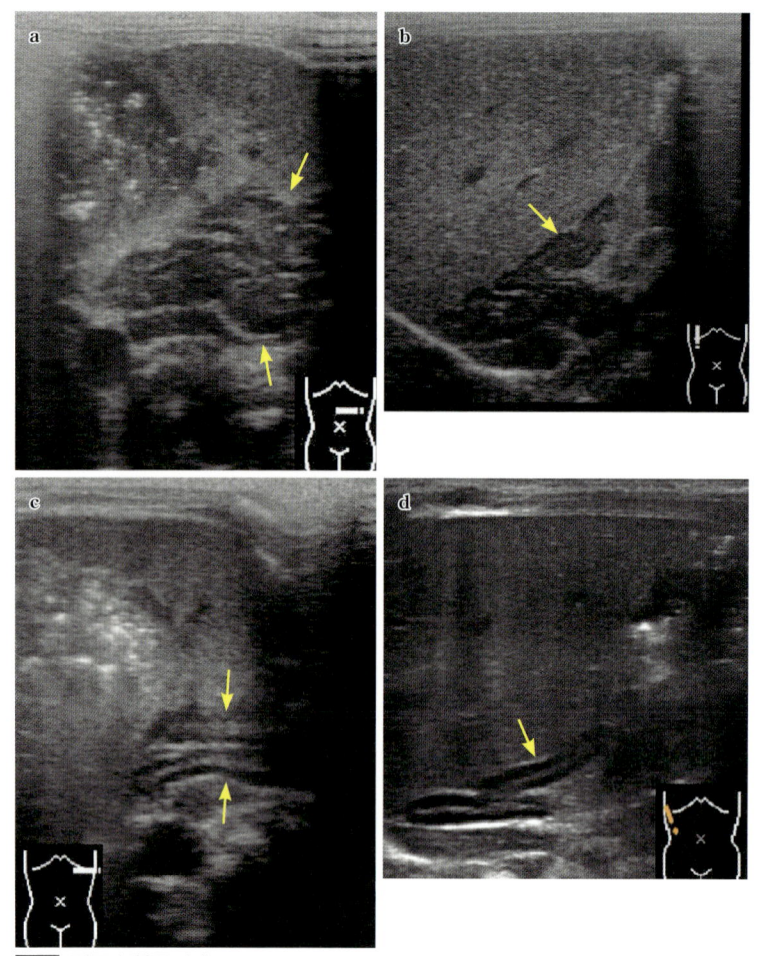

図8 副腎皮質過形成
外性器異常（ambiguous genitalia）と皮膚が黒っぽいことから副腎性器症候群が疑われた．超音波像（a,b）では副腎が腫大し，いわゆる脳回様の形態を示している．内性器は子宮が認められた．c,dは正常の新生児の副腎像（比較対照のため呈示）である

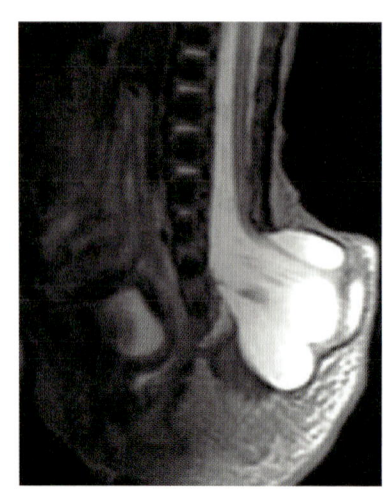

図9 総排泄腔外反症に合併した潜在性二分脊髄
矢状断T2強調MRI．背側に皮膚に覆われた腫瘤が認められる．この腫瘤内には脊椎管と連続するCSF腔とその内部に下垂した脊髄が入り込んでいる．myelocystoceleとよばれる状態である
CSF：cerebro spinal fluid（脳脊髄液）

◎おわりに

　以上，性分化疾患における画像検査について概略を述べた．性別の判定に関連する性腺，内性器の状態の画像的評価においては，形態学的特徴をとらえ，できるだけ客観的な所見をとらえることが重要である．その他，合併する疾患や奇形の評価も，生命予後や外科的介入の判断のためにも画像診断は有用である．検査を行うにあたっては，これらに関連する情報をできるかぎり多く拾いあげるよう心がける必要がある．

　最終的にはこれらの画像検査をあわせ，他の血液や尿検査のデータ，遺伝子検索，疾患予後にかかわる因子などを考慮したうえで，社会的な性を選択し，診療計画を慎重に立てることになる．

（西川　正則）

6 外科的アプローチ

　性分化疾患（disorders of sex development：DSD）に対する外科的治療は複雑で，治療対象となる症例数も決して多くはない．また，基礎病態が同じでも，1例1例の解剖が少しずつ異なるということを考えれば，チームで治療方針の検討が可能で，かつ外科的治療の対象となる症例数が多い，専門化された施設で手術が行われることが望ましい．

　DSDに対する外科的治療は，歴史的にみてもごく最近の1970～1980年代までは確立された方法はなく，その当時の治療を受けた患者の遠隔成績からは，少なくない数の人たちが手術の結果に不平・不満を訴えている．また，術後の対応，ケアについても，思春期・青年期以降まで親身に相談にのり，指導がつづけられる医療者も施設も少なく，患者自身は不満と不安とを訴える場がなかったことも根底にあり，外科的治療そのものに対する批判が高まっている．DSD活動家の批判をうけて，ヨーロッパ，北米では，外科的治療を本人が判断できる年齢まで延期するように，との要望が出されている．しかし，わが国のように出生直後から男女を明らかにせねばならない戸籍法などの社会システムからは，性別判定を本人が判断できるまで延期するとの考えは実情にあわない．われわれの施設では，これまで施行した多数の手術患者の成績と，多職種によるサポート体制を説明し，外科的治療についてのさまざまな考えを家族に伝え，手術を加えるか否か，いつ，どこの施設で，など時間をかけて話し合っている．

1 外科的治療の基本と術前検査

　手術時期，ならびに術後のフォローについての，われわれの基本的な姿勢は，
①外性器に対する形成手術は，本人の記憶として残りにくい1歳半頃までの早期に施行する．
②術後の外来診察では，3～4歳以降の女子では外性器の診察は行わない．とくに，外来での腟拡張は禁忌としている．
③手術を施行した医師による定期的な外来診察をつづける．これは家族，そして本人が，身体の構造や解剖を知りたいと望んだときに，もっとも適切に対応できるためである．
④患者の年齢にあわせた病態，疾患の告知を行う．そのためにはまず両親に，いつ，どのように話をするか了解を得ることからはじめることになる．ここ数年は両親に対し，たとえ染色体についても告知するのが望ましい（full disclosure）との姿勢で話し合っている．

　ステロイドを服用している子どもでは，ステロイド補充治療がはじまり陰核の大きさが縮小したのか，色素沈着が落ち着いたか，そして小児科医による投薬量も安定したか，をまず確認する．診察では超音波により腟・子宮の大きさと，その中に尿や子宮からの分泌物が溜まっていないか（図1），そして膀胱と腎臓の状態を調べる．手術方法を選ぶには，尿生殖洞の造影検査か，麻酔をかけての内視鏡検査で，尿道と腟との合流部を確かめる必要がある（図2）．

2 女性化外陰部形成術

a 女子の外陰部

　普通の女子外陰部を図3に示す．尿路（尿道）と腟は腟前庭部に別々の出口をもっている．

　DSDの中で頻度が高い先天性副腎過形成（congenital adrenal hyperplasia：CAH）を例にとる．男性化徴候のあるCAHでは陰核が肥大し，大陰唇が陰嚢様となり陰唇が真ん中で癒合している．横からみれば，尿道と腟の出口が途中で合流し，1本の管（これを尿生殖洞とよぶ）になって体外に開く．

b 女性化外陰部形成術

　胎児期に過剰な男性ホルモンの影響をうけたDSD女子では，外性器にさまざまな程度の男性化を伴っている．その1つは尿路と性路の分離が不十分なことで，排尿と将来の月経血の排出，そし

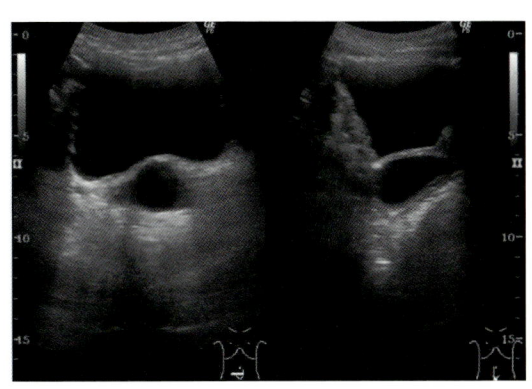

図1 DSDに対する超音波
膀胱後部に緊満したMüller管構造を認める

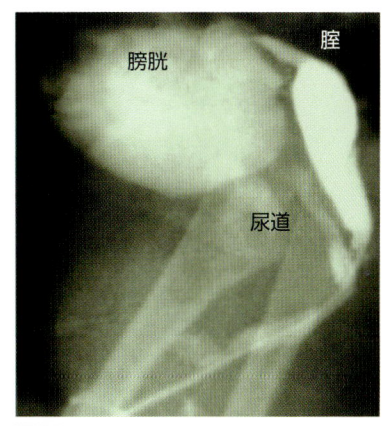

図2 尿道・尿生殖洞造影
尿道内の腟開口部

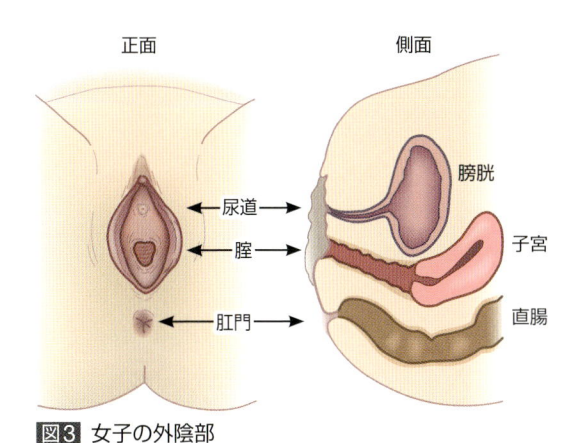

図3 女子の外陰部

て性交渉に支障を生じることがある．その2には陰核が肥大し，男子の陰茎様外観を示すことである．

　陰核肥大と尿道・腟との合流部は，母親のお腹の中でうけた男性ホルモンの影響の程度と，それがいつ頃からはじまったかで一人ひとり異なる．

　外科的治療でもっとも大事なことは尿道と腟との合流部がどこにあるか（尿生殖洞の長さ），である．男性化徴候が強いときには，この合流部は膀胱の出口（膀胱頸部部）近くにあり，これを高位型とよぶ．一方，男性化徴候がそれほど強くないときには合流部は膀胱から離れ，尿生殖洞の出口近くとなる（低位型）．尿道と腟との合流部の位置関係を示すには一般に図4のような分類法（Prader分類）が用いられており，II型を低位，III～V型を中間位～高位と考える．

　このように男性化した外性器に対する外科的治療の目的は，排尿や月経時に生じる問題と性行為の困難を改善すること，そして外性器の外観を普通の女子として疑問がないように形成することにある．

　手術の目的を以下にあげる．
①肥大した陰核海綿体を，亀頭ならびにその神経・血管を温存して切除・縮小する．
②腟前庭部に開口する腟口を形成する．
③小陰唇，大陰唇，腟前庭の形態を整える．

　手術方法は日々進歩しており，手術，麻酔などのストレスに対する管理も安全に行えるようになった．しかし，外科的治療そのものが病気を治癒させるものでないこと，そして手術には合併症が起こりうることをよく理解していただき，手術を加えるのか，いつの年齢で，どこの施設で手術に踏み切るのかを，家族と担当の医療者で十分に話し合うことが重要である．

1）陰核形成術

　1970年代までは，手術法として陰核全体が切除/切断されていた．その後，陰核を恥丘下に埋没する術式が行われていた時期があったが，その子どもたちが思春期に入る頃には陰核が勃起し疼痛を訴えたため，現在はほとんどの施設で行われていない．しかし残念ながら，現在でもこの術式を行われたあとに，再手術目的で紹介されることがある．

　現在広く行われている手術方法は，亀頭ならび

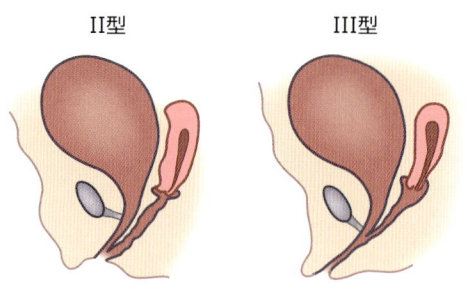

図4 尿道と腟の合流部（Prader分類）
Ⅰ型は尿道と腟は分離し、陰核肥大のみ

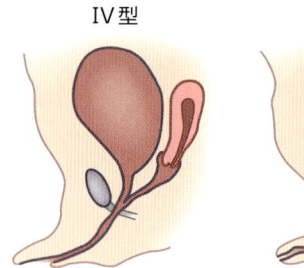

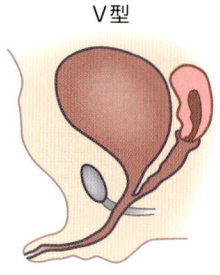

に亀頭への神経血管束を温存したまま，陰核肥大の原因である陰核海綿体を部分的に切除，あるいは白膜内の海綿体のみを摘出する術式である．

しかし，どの程度の陰核肥大が手術対象になるのか，陰核肥大があれば本人の性自認に支障をきたすのか，本人を取り巻く人々，社会の寛容と大いに関係がある問題であり，今後も時代とともに変容するであろう．

2）腟形成術

腟形成術の手術法を選択するには，全身麻酔下の内視鏡検査所見が参考になる．尿生殖洞開口部から逆行性に内視鏡を挿入し，腟開口部と尿道括約筋との位置関係を観察する．腟の分岐部が尿道括約筋より十分に遠位部に開口する場合には，会陰部の皮膚弁を使用（flap vaginoplasty）する．腟口が括約筋に重なるか，あるいはすぐ遠位部に開口する場合にはpartial urogenital mobirizationを，そして括約筋から近位部で男子の精阜の位置に開口する場合には腟を尿生殖洞から切り離し，腟全体を会陰部に引き下ろすpull-through法を適応する．腟自体が低形成で会陰部まで引き下ろせない場合には，消化管を用いる造腟術が選択される．

3）陰唇形成術

陰嚢様にみえる陰唇を左右に分けるとともに，陰核包皮を使って小陰唇を形成する．

c 外科的治療の合併症

1）術中，手術直後の合併症

ステロイド補充をつづけているCAHなどでは入院，外科的治療，麻酔，術後の点滴や痛みはすべてストレスとなるため，通常より多いステロイド量を適切な期間，補充される．重大な出血，重篤な感染症はまれである．

2）腟狭窄

前庭部まで引き下ろされた腟は，その開口部を中心に徐々に狭くなることがある．このような腟狭窄に対してはさまざまな対応がとられているが，狭窄があっても初経がはじまるまでは不都合が起こらないこと，幼児期・学童期に外来で処置を加えると痛みを伴い，心理的にも好ましくないことから，思春期がはじまるまでは拡張などの処置を加えないのが一般的である．

乳房発育がはじまれば1〜2年以内に初経がみられるため，その間に一度入院して，麻酔下に形成術をうけた腟を調べることが勧められる．

3）陰核の感覚

術後の性的感覚については満足のいくものではないと述べられているが，それらの報告の多くは20年以上前に手術をうけた人たちを調査したものである．現在は陰核亀頭部への神経・血管をできるだけ温存する術式が用いられており，短期的な成績では従来の成績より良好との報告がある[1]．長期的な成績はまだ出されていない．

3 男性化外陰部形成術

これに含まれるのは，①尿道下裂修復術，②精巣固定術，③陰嚢形成術，④Müller管遺残組織摘出術，⑤性腺摘除術，がある．

男性化の乏しいDSD症例で養育性を男子と決めたときには，高度の尿道下裂と陰茎前位陰嚢，停留精巣あるいは非触知精巣，そして腟，子宮，卵管などのMüller管遺残物に対する外科的治療が必要である．また，索状性腺と染色体に"Y"を

含む形成不全性腺では，悪性化を防ぐために性腺摘除術が必要である．①〜③および⑤については，小児泌尿器科の手術書を参考にされたい．

■ Müller管遺残組織摘出術

養育性を男子に選択する場合のMüller管遺残組織に対する手術適応とその方法，時期については，各施設とも症例数が少ないため一定の方針がないのが現状である．しかし，尿道下裂に対する修復術後には尿道抵抗が強くなり，Müller管構造への逆流尿が増え，尿貯留による尿路感染症の危険をつねに抱えることになる．また，拡張した腟・子宮が膀胱頸部を後方から圧排するため，排尿障害をきたし，さらには上部尿路障害も引き起こすこともある．無論，このようなMüller管遺残組織を極力残し，本人が将来，女子への性別変更を希望した場合に利用するとの意見もあるが，現実性に乏しく，かつそのように手術を加えなかった後の長期予後も報告がない．また年長児〜思春期になると手術による負担が大きく，かつ感染の危険性も高くなることが考えられる．このためわれわれは，段階的治療の場合には尿道下裂修復術予定（1歳〜1歳半）の約半年前に，あるいは経過観察中に暫時Müller管が大きくなり，尿路感染症などの臨床症状が現われたときには，Müller管遺残組織を摘出するという方針をたてている．術式は，腟口が会陰部の外尿道口に隣接，あるいはすぐ近位側にみえる場合には，腹臥位で会陰部からの摘出術，括約筋部あるいは後部尿道に開口するときには腹腔鏡下摘出を基本としている．

陰茎の極端な形成不全では陰茎形成術の対象となりうるが，わが国では現在のところごくかぎられた施設でのみ施行されているため，この場では言及しない．

DSDに対する外科的形成術は現在まだまださまざまな意見がみられ，また医学的に不明瞭な部分が少なくない．外科的治療を選ぶのか，手術をうけるとすればどの施設で，いつ頃か，手術後のケアはどこでつづけるのか，などについては，医療者が時間をかけて家族に説明を加え，合併症を含めて納得がいくまで話し合う姿勢が大切である．

文 献
1) Schober JM, et al.:Self-assessment of genital anatomy, sexual sensitivity and function in women: implicaions for genitoplasty. BJU Int 2004;94:589-594

（島田 憲次）

7 心理的アプローチ

1 性分化疾患の子どもと家族へのかかわり

a 病気の子どもをもつ家族のPTSD

　家族が子どもの病気について知るのは，妊娠中や生後すぐであるが，その事実は家族にとって，大きな衝撃であると思われる．不安を抱えながら無事に生まれてくれることを願い，その次には生後すぐの手術を乗り越えてくれることを祈り……少し安心できるようになるまでにかなりの時間が必要であるかもしれない．自分を責めたり，子どもに申し訳ないという気持ちをもったりする母も少なくない．このため，深く傷ついた親ほど，病気のことをできれば考えたくない，子どもにも話したくない，と思ってしまう．最近では，命の危険を伴う大きな衝撃をもたらす体験が，人の心を深く傷つけ，その傷つきが長く続いてしまうことが知られてきている．この状態は心的外傷後ストレス障害（posttraumatic stress disorder：PTSD）といわれている．通常は大きな辛い出来事があったとしても，時間とともに少しずつ気持ちが落ち着いていくが，あまりにも衝撃が大きい場合，時間がこころの傷を癒すことができない．

　以前われわれが行った調査でも，病気の体験による傷つきから回復できていない家族が少なからずいた．たいていは普通に日常生活を行っているので，そのような傷つきには周囲も，もしかすると本人でさえ，気づいていない可能性もあるのかもしれない．

　まず，家族がそのような状態にないかどうかを確認する必要がある．こころの傷つきがあると，これから述べるような病気についてのオープンなコミュニケーションが難しくなる可能性がある．ただ，そのような傷つきはあたり前であることを早い時期から医療者が認識し，家族に伝えることができれば，「自分だけが辛いのではないのだ」と思えるかもしれない．

b 性分化疾患特有のとまどいや動揺

　われわれの社会では，性に対して，男と女という二者択一式の価値観をもちがちである．子どもの性分化疾患を知ったときの両親の混乱は，その価値観が大きく揺らいでいるからといえる．このため，医療者からの最初の説明が，その後の両親の病気とその子どもの受け入れに大きく影響することを，われわれはしっかりと理解しておかなければならない．

　宮本[1]は，性分化疾患児の家族への説明の留意点を7つあげ，とくに気をつけるべきこととして，①一方の性を意識させるような表現を避けること，②性分化のメカニズムを家族が理解できることばで具体的に説明し，男子でも女子でも最初はどちらの性でもない同じ状態があることを理解してもらうこと，と述べている．そうした説明をすることで，最初に述べた「二者択一的な性」に関する価値観が絶対ではないことを理解していってもらうことを目指す．

c 性決定に伴う，不安や動揺，混乱につきあう

　性分化疾患の中には，性別決定が非常に難しい例も少なくない．また，出生前に受けていた性についての説明と，生まれた後のさまざまな検査の結果，告げられる性決定についての意見とのギャップに大きな戸惑いをもつ家族も少なくないだろう．複雑な子どもの病態についてすぐには頭が整理できず，混乱している家族がほとんどかもしれない．前述したように，本来であれば，子どもの病気を知った後，時間とともに気持ちが落ち着き，子どもとの生活の中で病気や病気をもった子どもを受け入れていく家族が多いと思われるが，性の決定に関しては，出生届を提出する期限とも絡み，時間的な制約が生じる．

　専門家は，最大限家族の気持ちと受容の過程に寄り添い，場合によっては役所へも働きかけながら，ともに性決定していくことが必要である．最

終的な性決定は両親に委ねられるわけであるが，専門家，医療者がその過程をともに歩んだという事実があることが，将来子どもが自身の疾患を理解していく大きな力となるはずである．混乱と不安の中にある両親は同じ質問を繰り返すかもしれないし，説明したはずのことを忘れているかもしれない．これらの家族の様子を，子どもの疾患を受容していくまでの混乱や動揺によるものであると考え，ていねいに，あせらず，その過程を見守っていくことが大切である．

2 疾患を抱えた子どもの発達と親の対応へのヒント

　周産期から出生後の時期を経て，家庭での生活がはじまると，家族は，子どもの成長をどのように見守り，導けばよいかという悩みや不安に直面する．子どもはどんなふうに振る舞い，遊ぶようになるのか，どのように友達・異性関係をつくっていくのか，「男の子的か？女の子的か？」といったことに，家族の注意や関心が注がれ，何がよいのか，親としてどうすればよいのか，迷うこともある．ここでは，子どもの発達過程での，性にかかわる心理的な側面を整理しながら，子どもと接するうえで大切なポイントをあげる．

　性に関する心理的な発達においては，「性自認」という「自分が男，あるいは，女であることの認識」と，「性役割」，つまり，時代や社会，文化の中で一方の性に期待されている役割が複雑に絡み合う．成長に伴い，身体の変化や性的な志向の芽生えなども加わり，それらが相互に作用しながら，子ども自身の「こころの性」を育んでいく．

a 幼児期前期

　1～2歳までは，子どもは，ほとんど自分の性を意識することはない．しかし，生後2日の女子は，動くモビールより女の人の顔を長くみ，男子は動くモビールのほうを長くみており，女子は人間にひかれ，男子は機械的に動くものに興味をもつという報告がある．また，生後9か月でも，女子は人形，男子はボールを選びやすいという報告があるなど，子ども自身が意識はしていなくても，好みや志向は無意識のうちに存在しているようである．一方で，2歳頃までは，子どもは母親など女性との接点が多く，動作模倣の対象となるのが女性ということもあって，男子女子ともに女らしくみえることもある．

　2歳後半～3歳になると，自分の性別を答えるようになってくるが，それまでには，以下のようなプロセスがある．乳幼児期から，子どもは親の行動を模倣し，取り入れ，母親らしく人形の世話をしたり，父親のように新聞を読むまねをしたりする．そして，自分の性別に適切な振る舞いや行動がどんなものかを，大人の反応や対応から学習していく．つまり，男子には，自立的に行動することを促したり，攻撃的な行動を大目にみたり，女子には，従順で，乱暴なことば使いを注意したりする．こういった，大人の性役割への期待やそれに基づく反応や行動が，子どもの性自認や性役割の意識を芽生えさせ，より強化しているのである．性役割に限らず，一般的に，子どもは，大人が自分に期待することを敏感に察知し，その期待に沿うように行動しようとする傾向があることを，以降の発達過程においても留意したい．

　3～4歳頃には，言語能力の伸びとともに，一人称で「俺，僕」「わたし」を使いはじめる．他にも，男子は，語尾を「～だ」「～だぞ」，女子は「～わ」「～よ」などを使いはじめ，ことば使いにそれらしさがみえはじめる．そして，自分の性が大人になっても変わらないことがわかるようになる．このように，自分の性別がわかり，それらしいことば使いをしていても，この時期の子どもは，男女入り混じって遊ぶことが多い．

　幼稚園などの集団生活や友達とのかかわりの中で，友達と自分との「違い」について気がつく子どももいる．体の相違や，排尿のしかたの違いなど，友達と同じように行動できないことがきっかけとなる．この時期の子どもにとって大切なことは，自分の体や気になることについて家族に話してよいこと，しっかり聞いてもらえる，という体験をすることである．子どもは，どんな些細なことでも，自分が思ったこと，感じたことを表現し，家族は，自分たちが避けておきたいと思っていることでも，子どもの語ることに耳を傾けるという親子関係を

つくっていくことが重要である．

b 幼児期後期（4歳〜6歳頃，就学まで）

4歳頃から，外見を変えても，大人になっても性別はかわらないことがわかり，自分と同じ性別の他の子どもの存在を認識しつつ，大人とのかかわりの中で，何が自分の性に適切で，自分らしいありかたなのかを探りはじめる．5，6歳になると男女それぞれが好む遊びを，同性と一緒に楽しむことが増えてくる．仲間集団にいることで，いっそう，自分と他のメンバーとの同一性，つまり「同じだ」を意識し，もう一方の集団との「違い」を確認しながら，自分の性を，より認識していくのである．

この時期，自身に期待される社会的な性に対して，もっとも，ステレオタイプな理解をする．男の子はこんな遊び，女の子はあんな遊び，といった具合に，それらを同性の仲間とするようになる．また，消防士は男，保育士は女，といった認識をしたり，男子が赤色やピンクを断固拒否したりするなどの固定観念が強くなる時期でもある．

こういった時期に，性分化疾患の子どもをもつ家族は，他児との比較の中で，子どもの行動や遊びでの，男の子らしさや女の子らしさに意識が向きがちとなる．たとえば，先天性副腎過形成の女子の描画や遊びは男子的要素をもち，彼女らは車や電車など乗り物を好み，屋外で活発に走り回ることが好きである．家族は，そのことを過剰に気にしてしまうのである．成長に伴って，この傾向は少なくなるが，活動性や服装の好みなどが，"ボーイッシュ"であるなどの傾向がある子どももいる．

しかし，この，男の子，女の子のそれぞれの行動には大きな幅があり，子どもが反対の性の遊びや行動をすることが，疾患をもたない子どもにも認められる．したがって，反対の性に特徴的と考えられる遊びや行動を否定的にとらえてやめさせようとすることなく，その子自身が好きな遊びを個性として考えることが重要である．

幼児期後期になると，言語能力の伸びとともに，考える力も飛躍的に伸びる．そのため，自分の体への関心も高くなり，自分の体が人と違うことからはじまり，なぜという疑問もわいてくる．その疑問に対して，子どもが理解できる範囲で答えることと，性器などは大切なプライベートな部分であることを教えはじめることが必要であろう．

c 学童期

学童期になると，幼児期の性差に対する固定観念，ステレオタイプ的な考えが，徐々に柔軟になり，男子，女子というよりも，相手個人をみて友達を選ぶようにもなってくる．

同時に，同年齢集団に関心をいだき，グループをつくり，行動をともにすることが増えるのもこの時期である．この年代の集団は，基本的には性別の違いをもとに成り立つことが多く，子ども集団での男の子的，女の子的なさまざまな体験を通じて，所属するグループに即した行動をとるようになる．

この集団の中で，友達から自分がどうみられ，どう思われるかを，子どもは意識しながら，自身の所属感や帰属感を確認していく．しかし，中には，自分が友達と違っている，受け入れられていないと思う子どももいるかもしれない．実際には，仲間外れなどはなくても，自分がそう思い込んでいる場合もある．学童期に入り，物事を論理的に，深く考えることが可能になることで，自分と友達との相違や，通院の意味，手術はなんのためであったのかなど，これまでそれほど意識していなかったことが急に疑問に思えるのである．

もし，家族の中に，どんなことでも話せるという雰囲気がなければ，子どもは，自分のこういった考えや思いを口にすることは少ない．それは，大人が避けたいと思うこと，できることなら秘密にしておきたいことを子どもは敏感に感じとるからである．

家族は，子どもの疑問や不安に気づき，それを，ありのままに受け止めることが，まず，大切であろう．子どもは，すべてを知り，理解したいと思っているのではなく，まず，不安に思う「自分自身」を知ってほしいのであり，自分の疑問を解消できるように話してほしいと思っているのである．

そして，子どもと家族が，思いや気持ち，病気の理解について話すことが必要で，そうすることで，子どもは，自分の病気のことを，改めて自分

なりに知り，整理することができる．同時に，好きなことや得意なこと，将来の夢などをもつなど，病気以外のその子どもの世界を，できるだけ豊かにひろげておきたい．家族をはじめとする周囲の大人から承認され，支えられ，何かを達成することで，自尊感情や自己有能感が育まれる．

また，自身の体は自分の大切なものであり，決して，不快な接触や扱われかたをされてはならないということを伝えることも重要である．とくに，誰にとっても，性にかかわる器官はきわめてプライベートで，繊細な部分であることを話し，子ども自身がそれを自然に意識できるようにしていくことが望ましい．子どもは，大人の言動を通じて価値判断をする．したがって，診療や検査時における，医療スタッフ側の子どもの体の扱いかたを通して，自分の体が，いかに，大切なものであるかを学んでいくことを忘れてはならない．

d 思春期

思春期は，二次性徴がはじまり身体的側面がクローズアップされ，身体の性的な成熟を心理的に受容することが必要となる．また，他者との比較に敏感になり，同じであることをとくに望むこの年代では，他者との相違に悩んだり，自分が異常ではないかと不安になったりすることもある．自分自身も，周囲の仲間も，自意識が過剰になっているときである．一方で，精神的には親から離れ，自分の価値観をもち，自分は「何者」であるかを探りはじめる．

子どもが，友達関係での悩み，身体に関する疑問や不安を抱いていることに家族が気づき，話し合おうとしても回避されることもあるかもしれないが，それは決して特別ではなく，思春期の子どもにありがちなことである．しかし，子どもからのなんらかのサインがあった場合には，真剣に，子どもに向き合い，親の価値観や選択肢を押しつけることなく，聞く姿勢を心がけることが大切である．治療の選択や入院や手術の時期など，子どもの生活にとって影響のある場合など，それぞれの選択におけるリスクや短所を家族や医療スタッフとともに確認しながら，子ども自身が考えることができる時間的な余裕が必要である．種々の決定に自分が関与できたと思えることが，後の子どもの人生に大きな意味をもつ．

また，同じ疾患をもつ子どもとの出会いは，自分のハンディを秘密にすることなく，「自分と同じだ」という仲間意識とともに，悩みを共感でき，「自分のままでよいのだ」という自分を肯定できる経験の一つとなるであろう．

学童期と同様に，学校や地域社会での活動や自分の趣味など，自身が肯定できる体験があることで，子どもは病気に囚われることのない，より広い多様な価値観をもちながら，自身が何者であるかをつかんでいくことができるであろう．

性自認の過程において，とくに思春期には，両親の関係や両親像が，子どもの男性，女性イメージに影響を与え，両親の不和や家庭内暴力などがあると，自身の性の同一性の形成がスムーズにいかなかったりする場合もある．子ども自身が自分の存在を肯定でき，重要な他者と付き合うことは，身体の部分の問題ではなく，大切な関係を育むことであると知っていくことが必要であり，そのためには，家族が課題に直面しながらも，子どもの成長を楽しめるように，家族に対しても，長期的な支援をしていくことが重要である．

3 子どもと付き合ううえでの留意点・支援のヒント

a 家の中に「秘密」がないこと，ことばでのやりとりの重要性

子どもの病気をめぐって，家族にはいろいろな思いがある．まずはかかわる大人同士が病気についてオープンに話しができることがスタートである．医療者からの説明を聞いて，家族でそのことについて十分話し合うこと，そのときに生じたさまざまな気持ちを整理することが必要である．中には医師に直接ぶつけにくい気持ちもあるかもしれない．そのときは看護スタッフや心理的なサポートを担うスタッフへの相談も可能である．

子どもにかかわるうえで一番大切なことは，「秘密にしない」ことである．とくに小さいときの手術など，子どもが覚えていないであろうことについては，大人たちは「無理に伝えなくても……」「覚

えてないと思うし……」と考えがちである．もちろん急いで伝える必要がないこともある．ただ，だからといってなかったことにすることがよいことではない．

大人の側の受け止めがしっかりしていてこそ，子どもを支えることができる．小さい子どもたちは，周りの大人の言動から物事を判断する．自分の病気について親が話したがらないとき，子どもはどのように感じるであろうか．

病気とはずっと一緒に歩いていかなければならない以上，病気であることによって余分な荷物を背負わせることは避けるべきである．

病気と付き合いながら生活していくことはとても大変なことである．小さいときはあまり難しいことを考えず，ありのままを受け入れているようにみえる子どもたちも，学童期から思春期へと成長していく中で，周りの子たちと自分との違いについて悩んだり，苦しんだりすることもでてくるかもしれない．それは，ごくあたり前のことで，むしろ順調に育っていることの証でもある．むしろ問題は，そのことについて誰にもぶつけられなかったり，聞いてみることができなかったりすることのほうにある．子どもたちは親の顔をみて，「お母さんは病気の話をまったくしない」「病院でも家でも暗い顔や悲しい顔をしている」「自分は病気で迷惑をかけている」と思っているかもしれない．ただ，子どもたちはそんなことなんともないように振舞っていることも多いので，家族は「あまり気にしてない」「何を考えているのかわからない」「何も聞いてこない」と感じてしまう．

このような家族の間では，「いえない子ども」と「聞けない大人」がお互いの顔をみて考え込んでいる様子があるかもしれない．

b 子どもに病気について伝えていくうえでの留意点

病院に定期的に通院することは，子どもにとってごくあたり前の日常である．赤ちゃんのときからずっと病院に通っている多くの家族は，それがあたり前すぎて大きくなった子どもにも特別な説明をしていないことがよくある．「病院に行く」「検査をする」「お薬を飲む」という事実は伝わっているものの，それがなんなのか，について知らない子がほとんどである．診察室では，家族と医師や看護師が検査結果や体調について話しているが，どちらかというと子どもたちは，「お母さんと先生が話している」としか思っていないようである．

ある程度の年齢になったら，医療者は意識して子ども自身への声かけをしていく必要がある．そして，処置や内服の確認に加えて，その子の病気についての理解についても，時期ごとに確認しておくべきである．発達年齢に応じたコミュニケーションを医療者がとることで，そのようなコミュニケーションが必要なのだと家族に理解してもらいやすくなる．

c 子どもや家族の様子をどうとらえ，どうサポートするか

子どもや家族を支援するうえで，病気の個別性や病態の個々の違いに留意することがまず必要である．加えて，病気についての家族の理解や受け入れについても支援者は評価しておくことが大切である．たとえば，子どもが成長することを喜び，子育てを楽しんでいるようにみえる家族でも，詳しく確認してみると，病気のことをまったく家で話していなかったり，親がその話題を避けていることが明らかになることもある．

子どもからでも，家族からでも，どんなことでも相談できる病院内の体制づくりも大切である．可能であれば，子どもの成長にあわせて，医療スタッフとの個別の面談時間を設けて子どもや家族の心配事がないかどうかを把握することも有用である．

文献
1) 宮本信也．性分化異常と関連する心理的問題．奥山眞紀子（編）．病気を抱えた子どもと家族の心のケア．日本小児医事出版社，2007；133-139

参考文献
・東　清和，他．性差の発達心理．大日本図書，1991
・岡本依子，他．エピソードで学ぶ乳幼児の発達心理学．新曜社，2004
・サックス・レナード．男の子の脳、女の子の脳．谷川連（訳）．草思社，2006
・高橋道子，他．子どもの発達心理学．新曜社，1993

（小杉 恵／山本 悦代）

8 尿ステロイドプロフィルによる診断

ガスクロマトグラフ質量分析法（gas chromatography mass spectrometry：GC／MS）による尿ステロイドプロフィル分析は，1960年代より行われてきた古い検査法であるが，尿0.5 mL 1回の採尿で，ステロイド分泌・代謝を網羅的に把握できるので，ステロイド合成代謝異常症診断においてきわめて有用である．本項では，尿ステロイドプロフィルを，性分化疾患（disorders of sex development：DSD）診断においてより効果的に利用いただけるよう，本法のDSD診断における有用性と限界，採尿のタイミングなどを概説する．

1 尿ステロイドプロフィルの概要

当検査室の尿ステロイドプロフィルは，24種の血中ステロイドの尿中代謝物64種を対象としている（図1）．本検査用に尿0.2 mL，クレアチニン測定用に0.2 mLを用い1.5日の前処理後，1件80分かけてGC／MS分析し，mg／gクレアチニン濃度換算値で報告する．基準範囲は，小児・成人においては，早朝尿・蓄尿について年齢別・性別に，新生児・乳児においては蓄尿困難であることを考慮し，随時尿について在胎週数別・日齢（または週齢，月齢）別に設定している．

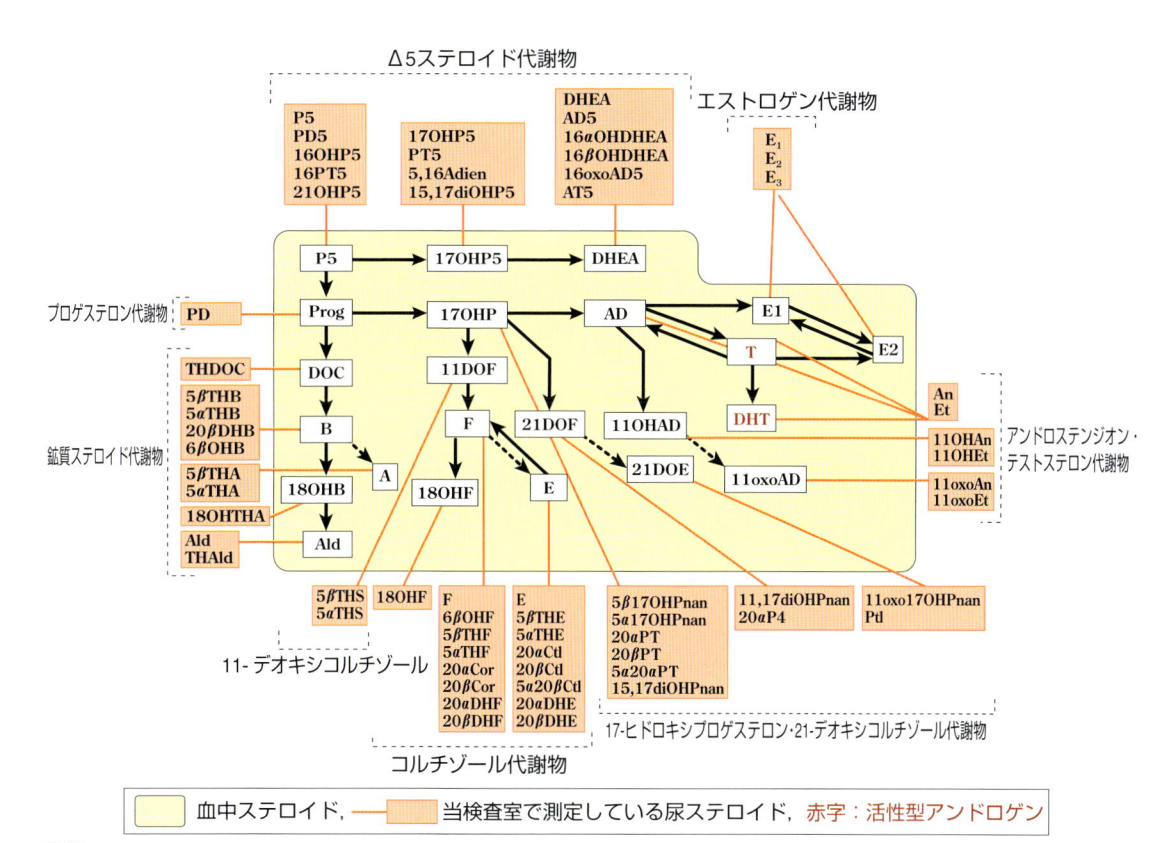

図1　ステロイド代謝マップ

■ステロイド略号（abc順）
A=11-dehydrocorticosterone, AD=androstenedione, AD5=androstenediol, Adien=androstadiene, Ald=aldosterone, An=androsterone, AT5=androstenetriol, B=corticosterone, Cor=cortol, Ctl=cortolone, DH=dihydro, DHEA=dehydroepiandrosterone, diOH=dihydroxy, DOC=deoxycorticosterone, DOF=deoxycortisol, DOE=deoxycortisone, E=cortisone, E₁=estrone, E₂=estradiol, E₃=estriol, Et=etiocholanolone, F=cortisol, OH=hydroxy, P4=pregnanetetrol, P5=pregnenolone, PD5=pregnenediol, PT5=pregnenetriol, Pnan=pregnanolone, PD=pregnanediol, PT=pregnanetriol, Prog=progesterone, S=11-deoxycortisol, T=testosterone, TH=tetrahydro

尿ステロイドプロフィルの長所は，①侵襲性のない1回の検査でステロイド全般の分泌動態を把握できること，②蓄尿検体であれば1日の総分泌量を把握できること，である．一方，短所は，①肝腎代謝後の間接的な指標なので血中ステロイド変動とやや時間差があること，②2つ以上の血中ステロイドが同じ尿中ステロイドに代謝され由来を特定できないことがあること，である．

2 尿ステロイドプロフィルにより診断可能なDSD

尿ステロイドプロフィル異常を呈する可能性があるDSDはキーステロイドであるテストステロン(testosterone：T)とジヒドロテストステロン(dihydrotestosterone：DHT)の量的異常を生じる疾患である．ただし，尿ステロイドプロフィルにより，T，DHT基礎値の変動を検出するのは難しい．理由は，T，DHTと副腎由来アンドロステンジオンの代謝物が共通（アンドロステロン），かつ新生児〜小児期のT，DHTはアンドロステンジオンより著しく低濃度のためである．

図2に，T，DHT産生に直接的・間接的にかかわる酵素と関連臓器（組織）をステロイド合成マップ上に示す．Tおよび/またはDHT（図2；赤字）は，①副腎・精巣・前立腺・外陰部皮膚に存在するfrontdoor経路（図2-a）あるいはbackdoor経路（図2-b）の酵素（図2；青字）活性低下により減少，②副腎・卵巣におけるfrontdoor経路外酵素（図2-a；緑字）活性低下により中間代謝物蓄積を介して増加すると考えられる．すなわち，ステロイド合成酵素の異常によりT，DHTの量的異常を呈する疾患の大部分は，副腎ステロイド産生異常を伴うことが多く，このような疾患では，尿ステロイドプロフィル基礎値異常により比較的容易に生化

a. frontdoor経路を含むマップ

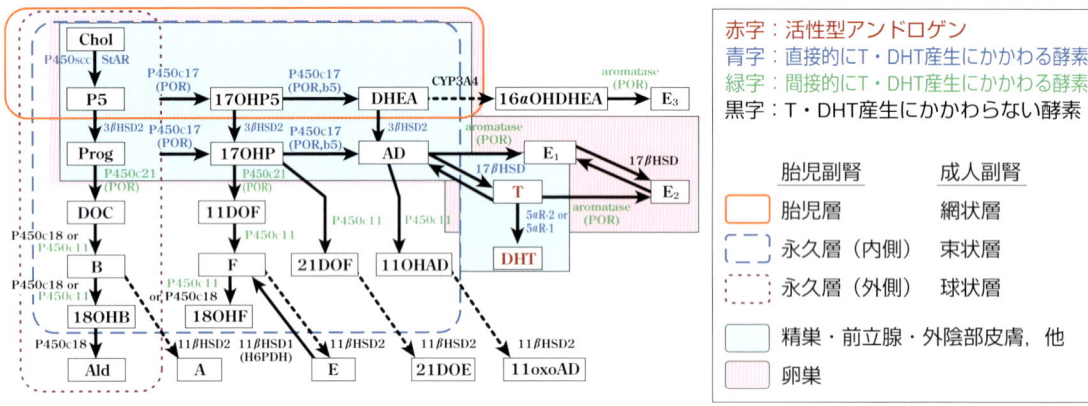

b. backdoor経路のマップ

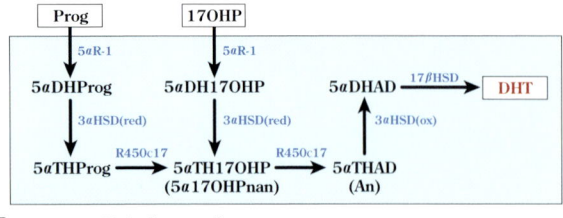

図2 ステロイド合成マップ

■ステロイド略号（abc順）
A＝11-dehydrocorticosterone, AD＝androstenedione, Ald＝aldosterone, An＝androsterone, B＝corticosterone, DH＝dihydro, DHEA＝dehydroepiandrosterone, DOC＝deoxycorticosterone, DOF＝deoxycortisol, DOE＝deoxycortisone, E＝cortisone, E_1＝estrone, E_2＝estradiol, E_3＝estriol, F＝cortisol, OH＝hydroxy, P5＝pregnenolone, Pnan＝pregnanolone, Prog＝progesterone, S＝11-deoxycortisol, T＝testosterone, TH＝tetrahydro, 17OHP＝17OHprogesterone

■酵素等略号（abc順）
5αR＝5α-還元酵素，65＝CYP65，HSD＝水酸化ステロイド脱水素酵素，ox＝酸化型，POR＝P450オキシドリダクターゼ，red＝還元型，SCC＝コレステロール側鎖切断酵素，StAR＝ステロイド急性反応性蛋白

学的診断可能である．一方，精巣でのT分泌低下のみを異常とする疾患の場合も，hCG負荷後のT代謝物および17-ヒドロキシプロゲステロン（hydroxyprogesterone：17OHP）代謝物増加の有無を調べることにより，精巣でのT分泌能を評価することは可能である．尿ステロイドプロフィルの異常を呈する可能性のあるDSDを表にまとめた．

3 尿ステロイドプロフィルにより診断可能な疾患

表に示したDSDのうち，当検査室で診断指標の有用性を確認したものについて以下に説明する．新生児・乳児期の尿ステロイドプロフィル所見の評価は，性染色体不明で外陰部異常と高17OHP血症を呈する症例においては，図3-a～eの鑑別を，また，精巣の有無あるいは性染色体が明らかな外陰部異常症例においては，精巣あり・46,XYなら，図3-b, d, f～hの鑑別，精巣なし・46,XXなら，図3-a～eの鑑別を念頭におき行っている．各疾患のステロイドマップ図には血中ステロイドの増減と尿中マーカーステロイドを示す．

新生児・乳児期における診断のために幼児期以降と異なるマーカーステロイドを特定した場合には，「新生児・乳児期専用」とのコメントを記載した．

[a] 21-水酸化酵素欠損症〔21-hydroxylase deficiency：21OHD〕（図3-a）

第1ステップで21-デオキシコルチゾール代謝物プレグナントリオロン（Ptl）高値により一過性高17OHP血症，対照と鑑別し，第2ステップで11OHアンドロステンジオン（androstenedione）代謝物11β-ヒドロキシアンドロステロン（11OHAn）高値によりP450オキシドリダクターゼ欠損症（P450 oxidoreductase deficiency：PORD）と鑑別する．

[b] P450オキシドリダクターゼ欠損症〔PORD〕（図3-b）

第1ステップでPtl高値により一過性高17OHP血症，対照と鑑別し，第2ステップで11OHAn低値により21OHDと鑑別する．

[c] 11β-水酸化酵素欠損症〔11β-hydroxylase deficiency：11βOHD〕（図3-c）

デオキシコルチコステロン（deoxycorticosterone：DOC）代謝物テトラヒドロデオキシコルチコ

表 尿ステロイドプロフィルの異常を呈する可能性のある性分化DSD

尿ステロイドプロフィルの異常	関係臓器	疾患名
基礎値異常	副腎，精巣	21-水酸化酵素欠損症 P450オキシドリダクターゼ欠損症（異常症） 11β-水酸化酵素欠損症 3β-水酸化ステロイド脱水素酵素欠損症 先天性副腎リポイド過形成症（StAR異常症） コレステロール側鎖切断酵素異常症 先天性副腎低形成症（*DAX1*異常症） 17α-水酸化酵素欠損症 17, 20-リアーゼ欠損症（CYPb5異常症）[*] IMAGe症候群 *SF1*異常症
	副腎のみ	先天性副腎腫瘍
	前立腺，皮膚，肝臓	5α-還元酵素欠損症
	母体，胎盤	母体性アンドロゲン過剰症[*]，アロマターゼ異常症[*]
hCG負荷後異常	精巣	LH受容体異常[*]，精巣無形成・低形成
なし，あるいは不明	精巣，他	17β-水酸化ステロイド脱水素酵素欠損症[*] 3α-水酸化ステロイド脱水素酵素欠損症[*] アンドロゲン不応症 卵精巣性DSD その他ステロイド産生異常のない性分化疾患

[*]は未経験のため推測

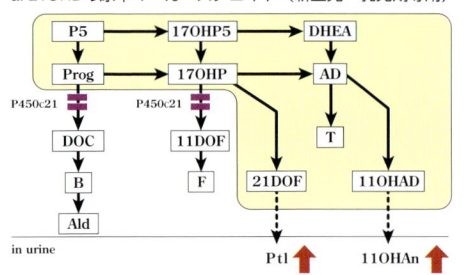

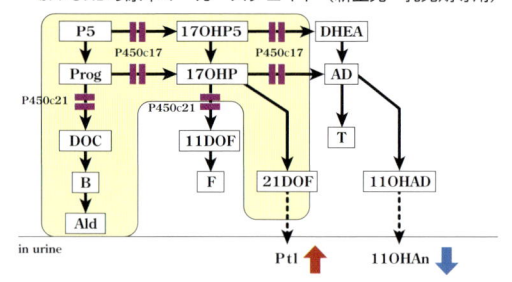

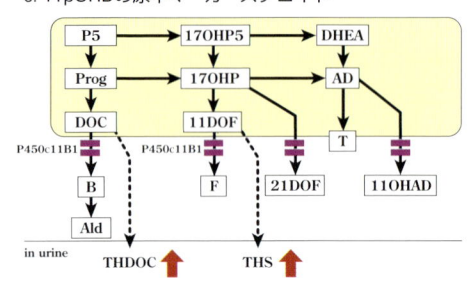

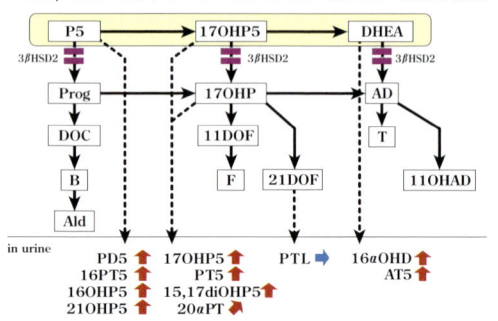

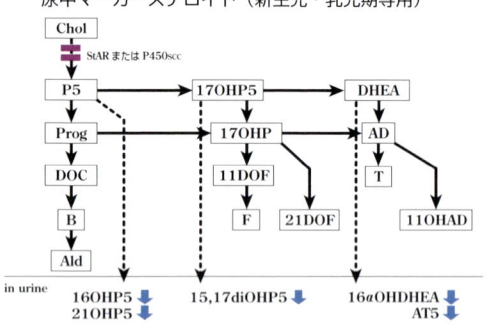

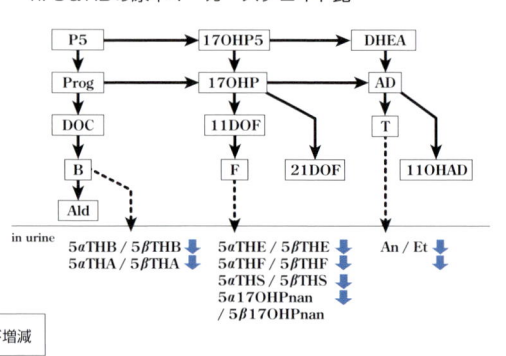

図3 尿ステロイドプロフィルによる診断マーカー

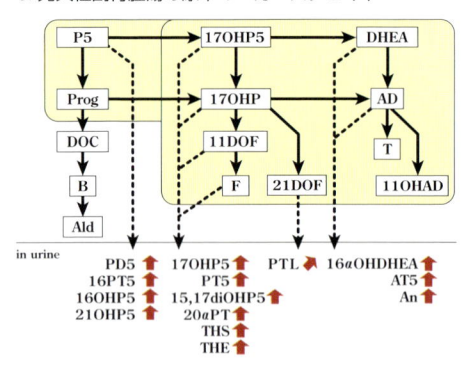

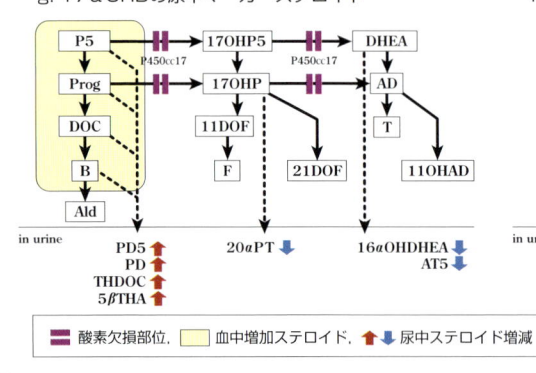

■ステロイド略号（abc順）
A=11-dehydrocorticosterone, AD=androstenedione, AD5=androstenediol, Adien = androstadiene, Ald=aldosterone, An=androsterone, AT5=androstenetriol, B=corticosterone, Cor=cortol, Ctl=cortolone, DH=dihydro, DHEA=dehydroepiandrosterone, diOH=dihydroxy, DOC=deoxycorticosterone, DOF=deoxycortisol, DOE=deoxycortisone, E=cortisone, E_1=estrone, E_2=estradiol, E_3=estriol, Et=etiocholanolone, F=cortisol, OH=hydroxy, P4=pregnanetetrol, P5=pregnenolone, PD5=pregnenediol, PT5=pregnenetriol, Pnan=pregnanolone, PD=pregnanediol, PT=pregnanetriol, Prog=progesterone, S=11-deoxycortisol, T=testosterone, TH=tetrahydro

ステロン（tetarahydrod-eoxycorticosterone：THDOC）および/または11デオキシコルチゾール代謝物テトラヒドロ-11-デオキシコルチゾール（THS）高値により鑑別する．

d 3β-水酸化ステロイド脱水素酵素欠損症〔3β-hydroxysteroid dehydrogenase：3βHSDD〕（図3-d）

Ptl低値より21OHD・PORDと鑑別可能か，Δ5ステロイドプレグネノロン・17OHプレグネノロン・DHEAの代謝物が高値を維持することより一過性高17OHP血症と鑑別可能か，検討中である．

e 先天性副腎腫瘍（図3-e）

3βHSDDと類似所見を呈するが，ACTHは高値を呈さないことにより鑑別する．

f 先天性副腎リポイド過形成〔lipoid congenital adrenal hyperplasia：LCAH〕（図3-f）

Δ5ステロイドプレグネノロン・17OHプレグネノロン・DHEAの代謝物低値により，3βHSDD，17α-水酸化酵素欠損症（17α-hydroxylase deficiency：17αOHD）と鑑別する．コルチゾール代謝物は基準範囲内を示すことが多い．先天性副腎低形成と類似所見を呈し鑑別には遺伝子解析を必要とする．

g 17α-水酸化酵素欠損症〔17αOHD〕（図3-g）

プレグネノロン・プレグネノロン代謝物高値，17OHP・DHEA代謝物低値により鑑別する．

h 5α-還元酵素欠損症〔5α-reductase deficiency：5αRD〕（図3-h）

尿ステロイドプロフィルにおける5αRD診断は，肝5α-還元酵素II型活性を利用して行う．図3-hには幼児期以降のマーカー，尿中5α/5β代謝物比を示した．新生児期前期には，肝5α-還元酵素II型活性が低く非5αRD児との鑑別は困難であるが，新生児期後半以降，経時的に5α/5β代謝物比を測定することにより鑑別可能と考え検討中である．

4 尿ステロイドプロフィル依頼のタイミングと依頼方法

本検査を希望される場合は筆者（keiko.homma@adst.keio.ac.jp）に連絡されたい．尿ステロイドプロフィル分析は，週に1，2回不定期で行っているので，依頼を思い立ったときは，尿を3 mL前後，最低0.5 mL採取し，冷蔵また冷凍保存していただきたい．なお，日齢0〜2に採尿された場合，21OHD，PORD以外の疾患については母体由来ステロイドの残存が診断にどのように影響するか不明のため，日齢3以降の再採尿，また，3βHSDDと5αRD診断については，新生児から乳児期にかけて複数回の採尿をお願いすることがある．

◎おわりに

汎用されている免疫化学的測定法による血中ステロイド測定値は，新生児・乳児期に大量の胎生皮質ステロイドが共存するため偽高値を呈することも多く，診断指標としての精度は低いことが知られている．近年急速に発展しつつある液体クロマトグラフタンデム質量分析法（liquid chromatography-tandem mass spectrometry：LC/MS/MS）を用いた血中ステロイドプロフィル測定は，感度特異性に優れ，将来必ずDSD診断の中心的存在になると推測するが，現時点では研究レベルにとどまっている．新生児期・乳児期のDSD診断において，ぜひ日常診療の中で尿ステロイドプロフィル検査をお使いいただければ望外の喜びである．

参考文献

- Caulfield MP, et al.:The diagnosis of congenital adrenal hyperplasia in the newborn by gas chromatography/mass spectrometry analysis of random urine specimens. J Clin Endocrinol Metab 2002;87:3682-3690
- Koyama Y, et al.:Two-step biochemical differential diagnosis of classic 21-hydroxylase deficiency and cytochrome P450 oxidoreductase deficiency in Japanese infants by GC-MS measurement of urinary pregnanetriolone/ tetrahydroxycortisone ratio and 11β-hydroxyandrosterone. Clin Chem 2012;58:741-747
- 本間桂子：尿ステロイドプロフィルによる新生児副腎皮質疾患の早期診断．小児科臨床　2013;66:199-207

（本間 桂子 / 長谷川 奉延）

II

ケースカンファレンス

1 性染色体異常に伴う性分化疾患（sex chromosome DSD）

1. Y染色体をもつTurner症候群

- Turner症候群は低身長，性腺機能不全，Turner身体徴候などを主徴とする性染色体異常症で，X染色体短腕の欠失が特徴である．約2,000出生に1人の割合で発生する．
- Turner症候群の染色体核型で45,Xのみをもつ症例は全体の50～60％であり，全体のおよそ5％程度がモザイクなどで完全なY染色体，あるいは部分的なY染色体成分をもつ．その問題点は性腺の腫瘍化と思春期における男性化徴候である．
- Y染色体成分をもつ性腺異形成患者の性腺〔腹腔内精巣や異形性腺（gonadal dysgenesis），索状性腺（streak gonads）などを含む〕からは腫瘍発生のリスクがあり，Y染色体成分をもつ索状性腺からのgonadoblastomaの発生頻度は10～30％とされている．gonadoblastomaそのものは良性腫瘍であるが，その60％は浸潤性のdysgerminomaあるいはその他の悪性生殖細胞性腫瘍に移行する．
- Y染色体成分の存在が発見されたTurner症候群では，速やかに性腺摘出を行うことが望ましい．

case 1　gonadoblastomaを伴った45,X / 46,XYモザイクTurner症候群の9歳女子

症例は9歳女子．低身長主訴に前医を受診し，Y染色体を含むモザイクのTurner症候群と診断．成長ホルモン（growth hormone：GH）治療を開始後，性腺摘出目的で当院を受診した．

▶ 新生児期における対応

38週，体重2,450 g，身長45.5 cmにて出生．生下時に筋緊張低下あり，また両足背部の腫張がみられ，リンパ管浮腫の存在が示唆されたが，とくに精査されなかった．

▶ 診断・検査

－2.6SDの低身長を主訴に前医受診．肥満度27％，太くて短い首，毛髪線低位，楯状胸を認めたが外反肘なし．乳房Tanner 1度，外陰部完全女性型．
染色体検査（G-banding）：45,X（20）/ 46,XY（10），モザイクを認め，Turner症候群と診断した．
画像所見：骨盤MRI，腹部超音波とも腎奇形認めず，小さい子宮を認め，性腺は特定できず，腫瘤なども認めなかった．

▶ 治療・経過

GH治療，エストロゲン補充療法：GH治療を0.35 mg / kg / 週で開始．身長増加は順調に得られ，身長140 cmに達した．13歳よりエストロゲン補充療法を併用開始．15歳でGH治療終了．最終身長は151 cmであった．
性腺摘出：画像検査では腫瘍の存在を示唆する検査所見は得られず，前医では小児における腹腔鏡視下での性腺摘出が困難とのことで，まずGH投与を開始した．GH投与開始からおよそ2年後，当院にて腹腔鏡視下性腺摘出術を行った．片側に索状性腺，他側に腫大した異形性腺が認められ，病理組織診にてgonadoblastomaと診断された．

▶ 病理所見

図1は索状性腺，図2はgonadoblastomaの組織像である．
図2では卵巣間質中にSertoli細胞類似の支持細胞と未分化生殖細胞が増殖し，多数の胞巣を形成している．
胞巣内には2種類の細胞が混在し，あるものは内部に硝子化物質を含んだCall-Exner類似の

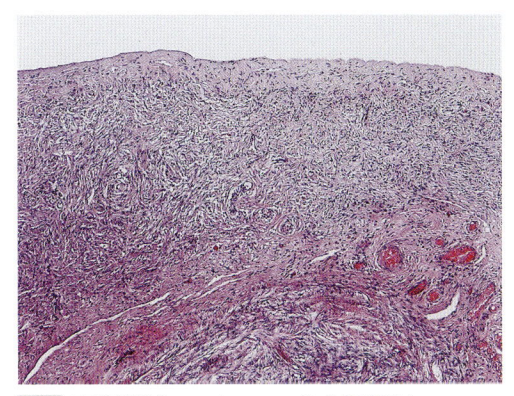

図1 索状性腺（streak gonad）（HE染色）
おもに卵巣間質様の線維組織からなり，卵胞はみられない

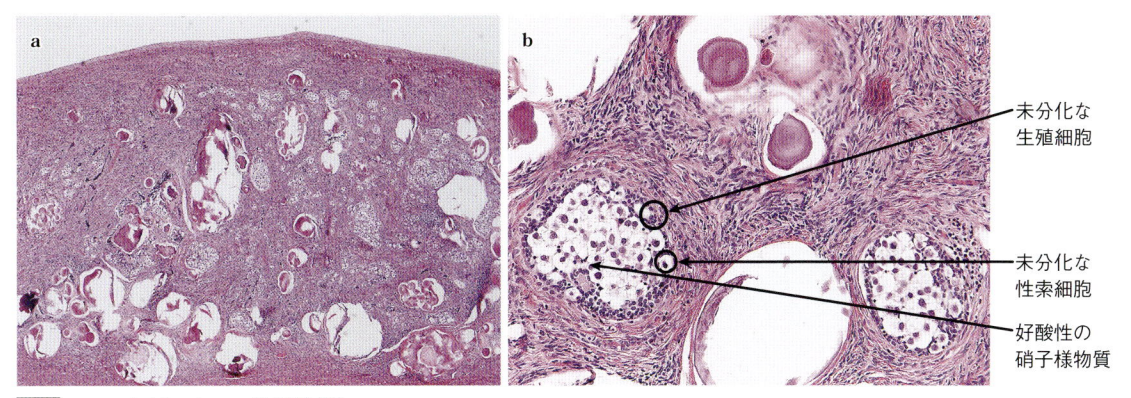

図2 gonadoblastoma（HE染色）
a：弱拡大．大小の胞巣を形成．石灰化を伴っている，b：強拡大

（図2b ラベル：未分化な生殖細胞／未分化な性索細胞／好酸性の硝子様物質）

構造を認め，あるものは全体に石灰化しており，gonadoblastomaと考えられる．

▶幼児期・思春期・成人期に向けた包括的医療と養育環境・生活指導

幼少期に本症候群であると診断することは，その後の成長のフォローアップにとって非常に重要である．本人および家族への説明，受け入れ，外表奇形および内臓奇形の検索，治療も必要である．本症候群でY染色体成分をもつと診断された場合，GH治療開始前になるべく早い性腺摘出が望まれる．現在では1歳代程度の低年齢から腹腔鏡視下で安全にかつ低侵襲性に性腺摘出手術を行うことができる．また成長期以降も性格的特徴や性腺ホルモンの欠如から精神的，社会的困難を生じることもある．成人期以降，循環器疾患，難聴，2型糖尿病，肝機能障害などに加えて自己免疫疾患（炎症性腸疾患，甲状腺疾患など）の発生の割合も高いとされ，生涯にわたる包括的医療的管理，支援が必要であり，患者会などへの参加も情報交換や生活支援の重要なポイントとなる．

参考までに当院におけるY染色体成分をもつTurner症候群5例の概略を**表**に示す．
5例中3例にgonadoblastomaを認め，1例は3歳と低年齢であった．

表 当院におけるY染色体成分をもつTurner症候群5例の概略

	染色体核型	性腺摘出時の年齢	性腺摘出時のGH治療	摘出性腺の病理組織	FSH (LH-RH負荷試験) (IU/L)	T (hCG試験) (ng/dL)	E_2 (hMG試験) (pg/mL)
1	[45,X / 46,XY]	9歳10か月	(−)	両側索状性腺	n.d	10→18	n.d
2	[45,X / 46,XY]	5歳5か月	(−)	両側索状性腺	30→180	<4→9	<10→12
3	[45,X / 45,X,-,t(15;Y) (p11.2;q11.2)]	3歳0か月	(−)	右：索状性腺 左：gonadoblastoma	55.4→≧150	5→18	<10→<10
4	[45,X / 46,XY]	10歳3か月	(−)	右：gonadoblastoma 左：索状性腺	32.5→137.5	6.5→9.6	n.d
5	[45,X / 46,XY]	11歳6か月	(+)	右：gonadoblastoma 左：索状性腺	20.1→37.2	5→2	n.d

> **memo**
>
> Turner症候群では血液細胞，その他の体細胞，性腺細胞で染色体モザイクの割合は異なる可能性が高く，正確な核型Y染色体成分の有無を知るには通常の染色体検査に加え，検査する末梢血リンパ球の増量，頰粘膜細胞での核型検査，PCRやY染色体FISHなどの検査が必要となる．

caseのポイント
- 本症例ではGH治療をはじめた後に性腺摘出を行い，gonadoblastomaが発見されたが，画像診断のみでは腫瘍を同定できなかった．
- 経験豊富な施設でのなるべく早期の性腺摘出が望ましい．

（中長 摩利子）

1 性染色体異常に伴う性分化疾患（sex chromosome DSD）

2. 45,X / 46,XY（混合型性腺異形成）

- 典型的な例では，一側の性腺が索状（streak gonad）で反対側にdysgnetic testisを有する．
- 代表的な核型は45,X / 46,XYのモザイクである．
- 多くはambiguous genitaliaを呈するが，一側停留精巣の完全な陰茎を有する男性型から軽度の陰核肥大の女性型まで，表現型はさまざまである．
- 新生児期にambiguous genitaliaでみつかる症例では，先天性副腎過形成（CAH），卵精巣性（ovotesticular）DSDについで多い．

case 1　性別判定が困難なため緊急搬送された新生児症例

症例は，在胎41週0日，正常経腟分娩にて出生．出生体重は3,030 g．正常妊娠による第2子（兄が1人）で，家族歴に特記すべきことなし．性別判定が困難との理由にて，日齢2に近医より搬送された．来院時の全身状態は良好．外性器はambiguous genitaliaを呈していた（図1）．

▶新生児期における対応

近医からの問い合わせが小児内分泌科医にあり，すぐさまgender assignment committee（性別判定会議）のメンバーに連絡された．児の搬送とともに，小児内分泌科医，小児泌尿器科医が外性器の確認を行い，家族に今後の対応について話をした．「外陰部の発育が未熟である」といった表現を用い，正確な判定には検査とそれにかかる時間が必要であることを伝えた．また，診断が確定するまでのあいだは周囲の詮索を避けるため出生を秘匿するよう勧めたり，戸籍の提出や社会保険に関する問題などについてソーシャルワーカーから説明を行った．

▶診断・検査

視診上，亀頭部は新生児男子相当の大きさで，外尿道口は会陰部に開口．その尾側に腟口と思われる部位を認めた．性腺は，左は鼠径部に触知可能であったが，右は非触知であった．色素沈着は明らかではなかった．超音波では膀胱背側に子宮と思われる構造を認めた．
その後の内分泌学的検査の結果，先天性副腎過形成（congenital adrenal hyperplasia：CAH）は否定的であったが，テストステロン，DETAは新生児男子相当であった．
染色体検査ではFISH法でY染色体および*SRY*が確認された．G-bandingでは45,X / 46,XY

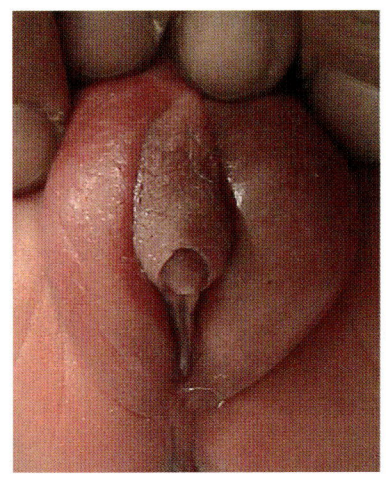

図1 外性器所見
女子としては陰核にあたる部位は大きく肥大し，陰茎様にみえ，腟が存在する場合も未分化な尿生殖洞が残存しており，外尿道口と腟口は区別できないことが多い．陰唇は癒合して陰嚢様の外観を呈する．男児としては高度尿道下裂の形をとり，二分陰嚢や停留精巣を合併して女性化が強い

のモザイクであった．

以上の結果より，性腺および内性器の検索のため，日齢10に内視鏡検査ならびに両側性腺生検が施行された．内視鏡検査にて尿道は女性型で，その尾側に子宮口を伴う腟が確認された．右側は肉眼的に典型的な索状性腺（streak gonad）で（図2），左側は白膜を欠く精巣と思われる性腺を認めた（図3）．

▶ 病理所見

病理所見を図4，5に示す．

図4は右索状性腺の病理像で，卵巣様の間質を背景に未熟な生殖細胞が散在し，一か所で二次卵胞がみられる．明らかな精細管の構造はないが管状構造がみられ，免疫染色で精祖細胞や性索間質細胞のマーカーの発現がみられる．精巣や卵巣へと分化する方向性がみられるということより，混合型性腺異形成（mixed gonadal dysgenesis：MGD）の乳児期における索状性腺に合致する組織と考える．

図5は左性腺の病理像で，髄質には生殖細胞およびSertolli細胞を含む精細管構造を密に認め，ほぼ正常の精巣組織を示す（**図5-a**）が，一部では間質は広く疎である（**図5-b**）．皮質では卵巣様間質を背景に未熟な生殖細胞がみられ（**図5-c**），免疫染色で精祖細胞のマーカーおよびインヒビンが陽性である．MGDにおけるdysgenetic testisに合致する．

▶ 治療・経過

病理診断より混合型性腺異形成と確定診断された．表現型および性腺の位置から将来の腫瘍

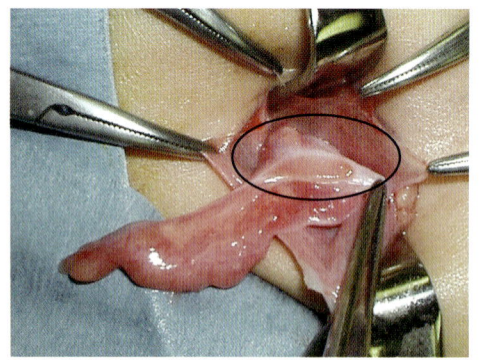

図2 右性腺の肉眼像
性腺は索状で，卵管様の付属器を伴っている

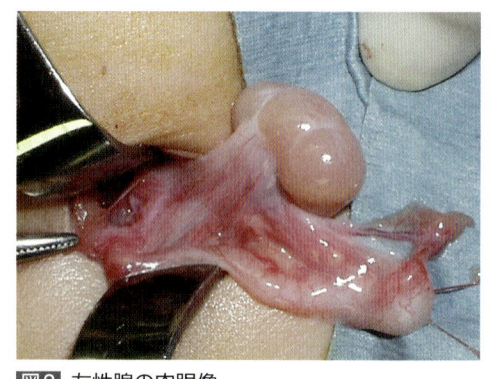

図3 左性腺の肉眼像
精巣の形態を呈するが，白膜を欠く，実質が透けてみえる．付属器は精巣上体および精管様であるが付着異常が著しい

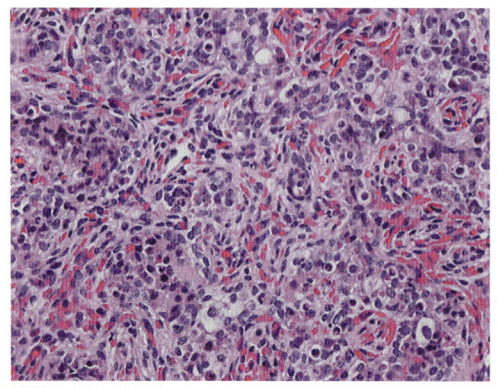

図4 病理所見①

発生のリスクを考慮し，度重なる面談のうえ両親の希望にて養育性を女子とした．生後3か月目に両側性腺摘除術と陰核形成術を行った．

▶ 幼児期・思春期・成人期に向けた包括的医療と養育環境・生活指導

本症例では家族の希望にて乳児期に養育性に見合った外性器形成術（陰核形成術）が行われた．児は現在学童期であるが，これまでに外観を含めて女子として養育上目立った問題はない．しかしながら，幼児期は兄弟の影響も否定できないが，男子の遊具を好む傾向がみられた．両側性腺摘除後のため，今後は思春期前から卵巣機能不全に準じたホルモン補充療法を予定している．胎児期から性腺摘除術までにうけたアンドロゲンの脳への影響については今後の評価が待たれる．また，成人期における陰核形成術の負の影響（性的感覚の鈍化）についてもフォローを要する．

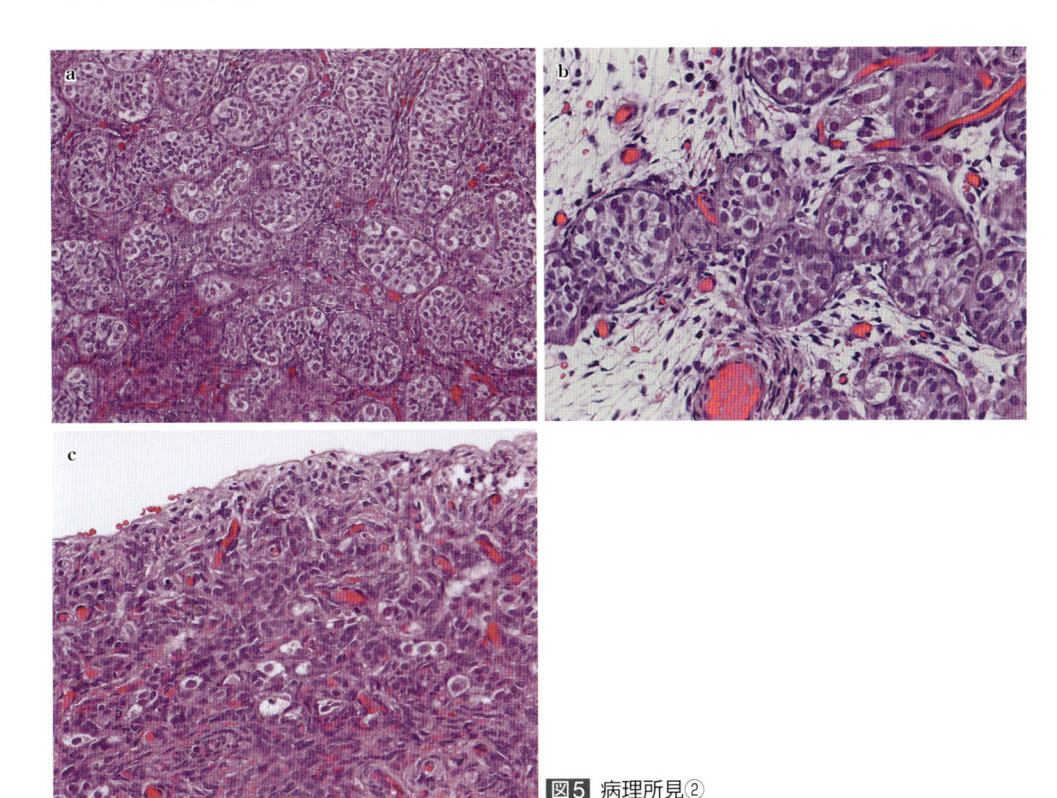

図5 病理所見②

memo

本疾患の特徴は，①性腺所見が非対称，②内・外性器の表現型がさまざま，③低身長を呈することが多い，④索状性腺・腹腔内性腺の悪性化リスクは高い，である．

caseのポイント
- ambiguous genitaliaのため新生児緊急として扱われたMGD症例である．
- 性別判定会議での検討の後，両親と複数回話し合いがもたれ，養育性を女子と定めた．乳児期初期に養育性に沿った外科的治療が加えられた．
- 右鼠径部に存在した索状性腺の生検所見では，被膜下に卵巣様間質が観察された．

（松本 富美）

case 2　尿道下裂と一側非触知性腺にて紹介された症例

症例は4か月，戸籍上男子．在胎40週0日，正常経腟分娩にて出生．出生体重は2,800 g．自然妊娠．家族歴に特記すべきことなし．生下時より陰茎の異常と右陰嚢内容の欠如を指摘されており，手術目的に当センター泌尿器科を紹介された．

▶ 新生児期における対応

前医でなんの躊躇もなく男子と診断されており，戸籍も通常どおり届け出られた．陰茎の異常に対してはいずれ手術が必要であること，陰嚢内容については停留精巣にて自然に下降する可能性があり，経過観察するよう説明をうけていた．

▶ 診断・検査

初診時の視診では外尿道口は陰茎陰嚢部にあり，尿道下裂の状態であったが，亀頭部の発育は良好（図6）．左性腺は陰嚢内にあり，触診上は精巣様であった．右側は非触知．超音波では，左性腺は精巣様で，右側は鼠径部にヘルニア囊と思われる索状物を認めた．明らかな子宮および腟（男性小子宮）はなかった．家族の同意を得て，染色体検査を施行したところ，核型は45,X / 46,XYであった．

5か月時，内視鏡検査ならびに右性腺生検を施行した．後部尿道は男性型で小さな男性小子宮を認めたが，子宮口はなかった．右鼠径部切開にて肉眼上明らかな索状性腺を認め（図7），病理組織診断にて確定診断された．

▶ 病理所見

病理所見を図8に示す．
卵巣様の間質を背景に，類円形の核をもつ小型の細胞が集簇している．免疫染色でインヒビン陽性であり，性索間質細胞と考えられる．生殖細胞のマーカーは陰性である．MGDの索状性腺に合致する．

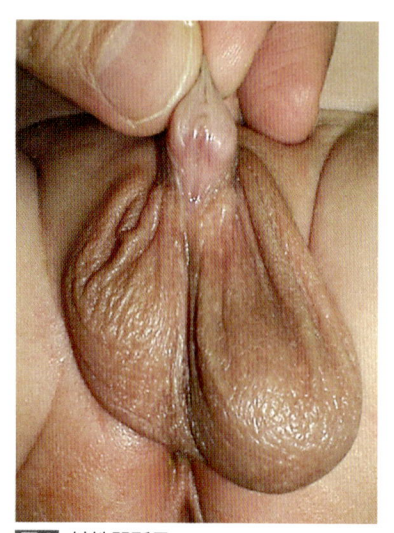

図6　外性器所見
外尿道口は陰茎陰嚢部にあり，尿道下裂の状態．左性腺は陰嚢内にあり，陰嚢の発育も良好であるが，右性腺は非触知で陰嚢も小さく，特徴的な非対称型を呈する

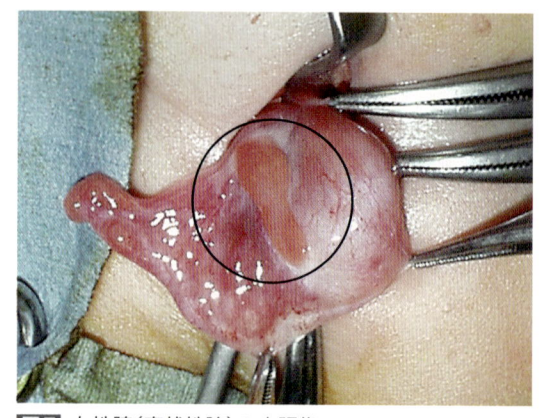

図7　右性腺（索状性腺）の肉眼像
典型的な索状性腺で，付属器は卵管様である

治療・経過

1歳時，尿道下裂修復術ならびに右索状性腺摘除術が施行された．以後，排尿状態は良好で泌尿器科的に問題なく経過．低身長に対し12歳時より成長ホルモン（growth hormone：GH）療法が開始されている．

幼児期・思春期・成人期に向けた包括的医療と養育環境・生活指導

養育性を男子とした場合，乳幼児期に外性器の手術（尿道下裂修復術）と索状性腺摘除術が行われる．排尿機能に関しては尿道下裂の重症度にもよるが，比較的予後は良好である．精巣機能については，自然な二次性徴の発来がみられる症例もあるが，年齢とともに荒廃し，補充療法が必要となる症例が多い．妊孕性は期待できない．腫瘍発生のリスクに対しては，もともと陰嚢内への下降が不十分だったものについては注意が必要である．また，低身長に対して内分泌学的フォローを要する．

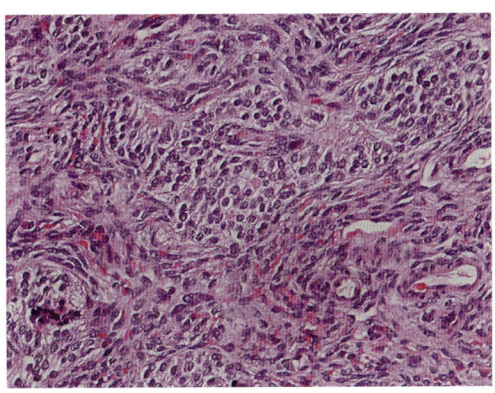

図8 病理所見

> **memo**
>
> 尿道下裂に少なくとも一側の非触知精巣（性腺）がみられる場合は，いかに陰茎の発育が良好で一側の性腺が明らかな精巣であると思われても本疾患を念頭におき，慎重に検査を進める．戸籍をすでに有する場合は，性別変更の必要が高まる判断材料がそろうまでは，家族の不安を煽らないよう注意が必要である．

caseのポイント
- 尿道下裂，一側非触知性腺であったが，出生時になんら疑問もなく男子として戸籍が登録されたMGD症例である．
- 受診時には上記所見のため染色体検査の必要性を説明し，本疾患と判明した．

（松本 富美）

2　46,XY性分化疾患（46,XY DSD）：A 性腺（精巣）分化異常

1. 完全型性腺異形成（Swyer症候群）

- 46,XYの核型を有しながら，両側の性腺異形成（pureもしくはcomplete gonadal dysgenesis）のため，完全な女性の表現型を呈する疾患である．
- pure (complete) gonadal dysgenesisの疾患群のうち，性腺に関連した特徴以外みられないものをSwyer症候群とよぶ．発生頻度は1 / 80,000程度で，*SRY*の変異が10〜20％に認められる．
- 両側性腺は索状で，思春期の遅れでみつかることが多い．
- 性腺の悪性化の頻度が高い．

case 1　原発性無月経でみつかったいわゆる46,XY sex reversalの症例

15歳時，原発性無月経を主訴に近医産婦人科を受診．家族歴，既往歴に特記すべきことなし．身長173 cm，体重58 kg．外性器は完全な女性型で，陰毛を認めず．乳房の発育はTanner stage1．近医の骨盤腔MRIにて両側性腺は不明であったが，子宮の存在が確認された．内分泌学的検査の結果，原発性性腺機能低下症との診断にてホルモン補充療法が開始され，以後，消退性出血を認めるようになった．染色体検査の結果は，46,XY．*SRY*は陽性であるが，詳細は不明．17歳時，性腺の検索目的に当センターを紹介された．

▶ 新生児期における対応

本疾患では外性器は完全な女性型を有するため，新生児期には女子としてなんら疑問をもたれなかった．

▶ 診断・検査

思春期遅発，原発性無月経に対して内分泌学的検査を行う．性腺機能に関する異常以外の特徴がないかにも注意する．染色体検査の結果，46,XYであればできれば*SRY*遺伝子の検索を行う．内性器の画像検索は難しいが，超音波やMRIなどで子宮の有無をみる．

▶ 治療・経過

腹腔鏡検査にて両側索状性腺が確認され，腹腔鏡下両側性腺摘除術が施行された．
診断が確定すれば，できるだけ早期に治療を開始する．性腺に関しては腫瘍化の頻度が高く，gonadoblastomaもしくはdysgerminomaが10〜35％にみられるとの報告があり，内分泌学的には無機能であるため早期の両側性腺摘除術が勧められる．骨粗鬆症の予防のためにもホルモン補充が必要である．妊孕性は期待できないが，ホルモン補充後の性機能予後は良好であることが予想され，卵子提供による妊娠出産も可能である．

▶ 病理所見

左性腺は，肉眼上明らかな腫瘤は認めなかったが，全体に直径1 mmに満たない数個の胞巣構造からなる病変を認めた．胞巣内には大型の未分化な原始生殖細胞様細胞が小型の未分化性索細胞間に散在し，硝子化したCall-Exner-like bodyを認めた．また，隣接して完全に内部が石灰化した胞巣も認められた．gonadoblastomaと考える（図1）．右側には腫瘍病変を認めず．

▶ 幼児期・思春期・成人期に向けた包括的医療と養育環境・生活指導

家族歴や他のなんらかの理由により染色体検査が行われないかぎり思春期前に本疾患と診断

されることはない．アンドロゲンの影響もないため，女子としてのgender identityに混乱をきたすことも医学的には考えられない．問題は思春期以降の対応であり，性腺の外科的治療はもちろん，ホルモン補充療法の必要性の理解を促すためにも慎重な情報開示が求められる．

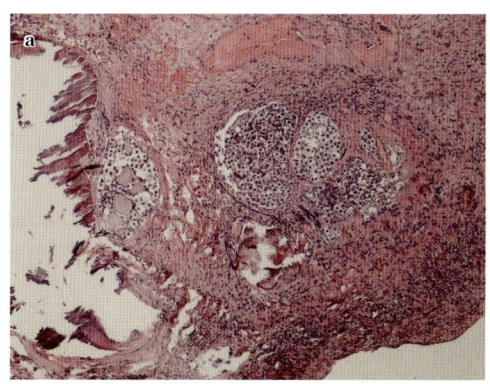

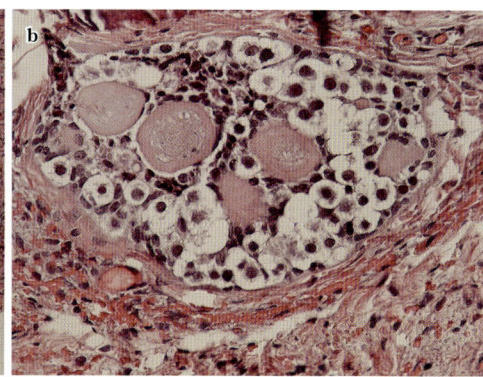

図1 case1：病理所見
a：弱拡大，b：強拡大

> **memo**
>
> Swyer症候群では核型が46,XYであるが，性腺は分化の初期から異形成のため，テストステロンもAMHも分泌されない．
> 外性器の表現型は完全な女性型を示す，いわゆる46,XY sex reversalである．
> 完全型アンドロゲン不応症と異なり，Müller管構造（子宮，腟の一部）が認められるが，乳房発育などの思春期発来はみられない．
> 概して高身長である．
> 本疾患で思春期徴候が現われる場合は，gonadoblastomaからのホルモン産生が疑われ，性腺腫瘍に注意が必要となる．

caseのポイント
- 原発性無月経で受診し，染色体検査で46,XY，*SRY*陽性と判明した女性である．
- MRIで子宮の存在が確認されたため，原発性性腺機能低下症としてホルモン補充療法を開始され，消退出血を認めていた．
- 腹腔鏡で両側索状性腺の摘除術を加え，左側がgonadoblastomaと診断された．

（松本 富美）

2 46,XY性分化疾患(46,XY DSD)：A性腺(精巣)分化異常

2. Frasier症候群

- Frasier症候群は進行性腎疾患(巣状糸球体硬化症)であり，表現型は女子の無月経もしくはその両方を主とする疾患で，女子の二次性徴未発来を契機に診断されることが多い．
- 性腺は索状もしくは異形成性腺で，索状性腺(streak gonad)はgonadoblastoma, germ cell tumorを呈する可能性があり，予防的性腺摘除術施行後，適切な年齢で女性ホルモン補充療法を開始する．
- 腎疾患に関しては通常ステロイド抵抗性であり透析や腎移植が必要になってくる．
- 責任遺伝子は*WT1*遺伝子であるが，腎疾患単独の場合は同じく*WT1*遺伝子を責任遺伝子とするDenys-Drash症候群(DDS)との鑑別が必要である．
- DDSの場合は早期に進行する腎疾患であること，異なる腫瘍発生リスク(Wilms腫瘍)があることが鑑別点としてあげられる．

case 1　巣状糸球体硬化症治療中の二次性徴未発来の1例

社会的女子．5歳時に尿蛋白を指摘され医療機関を受診し，腎生検で巣状糸球体硬化症(focal segmental glomerulosclerosis：FSGS)と診断された．ACEI，ARB内服治療で不完全寛解の状態で経過していたところ，11歳時，二次性徴未発来のため性腺系の評価を行い卵巣機能不全が疑われた．

▶新生児期における対応

外性器は完全女性型のため，養育性の決定に疑問はなかった．

▶診断・検査

染色体検査で46,XY，遺伝子検査で*WT1*遺伝子異常(IVS9+5G>A)が確認されFrasier症候群と診断した．12歳時に腹腔鏡的に索状性腺摘出術を施行した．腹腔内の膀胱背側には低形成の子宮を認め，そこから左右につながる卵管を確認した．性腺は左右とも細く，索状であった．

▶本人への告知

性腺摘出術前の本人への説明は，「性腺，子宮発育が未成熟で，本来出てくるはずの思春期に女の子らしくなるホルモンを作るところが機能していないことがわかった．将来悪いものになる可能性がありそうな場合は手術でとることもある．その場合はいずれそのホルモンを薬として取り入れる必要が出てくる．将来的な妊娠，出産に関しては難しいと思われる」，のように行った．

▶家族への告知後の反応

両親は「早い段階で手術したほうが本人も自分の身体を理解して受け入れやすいように思っている．嘘をいったりはぐらかしたりしないほうがよいと思っている」と，病気や治療を理解して児にとって最善な方法を選択しようと努めていた．

▶病理所見(図1)

付属器は卵管組織が認められた．左右の性腺はほとんどが拡張した血管を含む結合組織からなり，一部に約1.2 mmの卵巣様間質が集合した部分を認める．卵細胞は認めない．近傍では，精細管様の組織を認めるが，精祖細胞は明らかでない．

索状性腺に合致する組織と考える．腫瘍化組織像は認めなかった．

▶ 包括的医療と養育環境・生活指導

腎機能は末期腎不全，将来的に透析が必要になる可能性がある．
性腺機能は女性ホルモン補充療法を行う．
本人，両親支援としては，成長段階に応じた心理面の継続的なサポートの必要性がある．

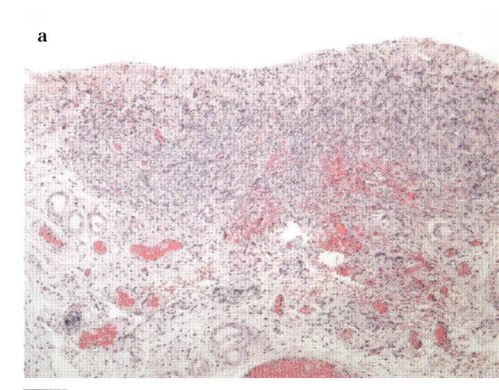

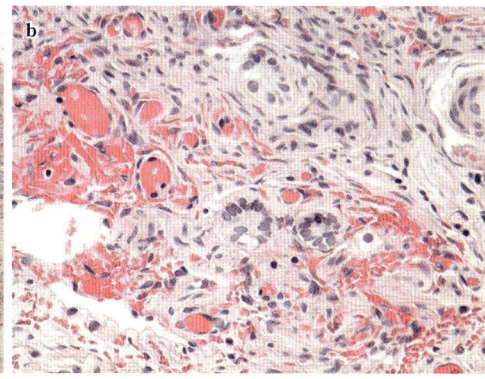

図1 性腺組織像
a：弱拡大，b：強拡大

memo ▶ Frasier症候群とDenys-Drash症候群の鑑別

本症候群との鑑別を要するDenys-Drash症候群との比較を以下の**表**に示す．

表 Frasier症候群とDenys-Drash症候群の鑑別

	Frasier症候群	Denys-Drash症候群
表現型	女性	男性
性腺	索状性腺	ambiguous gonad
腎臓の表現型	思春期以降腎不全へ進行する巣状糸球体硬化症	乳児期からの蛋白尿出現で急速に末期腎不全に進行するびまん性メサンギウム硬化症
発生しうる腫瘍	gonadoblastoma	Wilms腫瘍
遺伝子変異	*WT1*遺伝子エクソン9のsplice site mutation	*WT1*遺伝子エクソン5〜9のmissense mutation

caseのポイント
- 巣状糸球体硬化症でフォロー中，二次性徴未発来から精査し診断に至った．
- 遺伝子検査で*WT1*遺伝子の異常を認めた．

（庄司 保子）

② 46,XY 性分化疾患（46,XY DSD）：A 性腺（精巣）分化異常

3. Denys-Drash 症候群

- Denys-Drash 症候群（DDS）は，46,XY DSD，急速に進行する腎症，Wilms 腫瘍を呈する症候群であり，常染色体 11p13 に位置する *WT1* 遺伝子のヘテロ異常を認める場合が多い．
- 乳児期から蛋白尿を認めネフローゼ症候群が進行し，3 歳までに末期腎不全に至る場合が多い．腎組織像は，びまん性メサンギウム硬化を呈する．
- Wilms 腫瘍は，孤発例と比較して低年齢，両側腎で発症する場合が多く，2 歳までに発症することが多い．

case 1　尿道下裂と両側停留精巣の治療中に末期腎不全となった症例

▶新生児期における対応

40 週，3,060 g で出生した児である．陰嚢部型尿道下裂および両側停留精巣を認め，生後 1 か月に当センター泌尿器科へ紹介された．触診上，左精巣は鼠径部に触知した．右精巣は，鼠径部から陰嚢部にかけて診察したが，触知されなかった．末梢血リンパ球による染色体検査にて 46,XY の核型であった．

▶診断・検査

1 歳時に右非触知精巣と左停留精巣に対し手術を施行した．腹腔鏡検査にて右精巣は腹腔内に存在した．一期的精巣固定術は困難であると判断し，精巣血管をクリッピングして二期的精巣固定術に備えた．左精巣は，陰嚢内に固定した．左精巣は肉眼的に通常の精巣と考えられた．内視鏡検査にて通常の位置に精阜が開口するも，男性小子宮を認めた．入院時の採血で血清 Cr 値が 0.53 mg/dL と年齢別正常 Cr 値と比較して高値を示し，尿蛋白＋＋＋と陽性であり，腎機能障害に対し経過観察としていた．1 歳 6 か月で浮腫，呼吸困難が出現し当センターへ受診した際，血清 Cr 値が 7.0 mg/dL，BUN 90.0 mg/dL と末期腎不全状態であり透析導入となった．腎生検にて，diffuse mesangial sclerosis と診断され，DDS に矛盾しない *WT1* 遺伝子異常（エクソン 9，1186 G→A）を認めた．同時に，右精巣に対し，二期的精巣固定術を施行した．

▶治療・経過

2 歳時に尿道下裂に対し，尿道下裂修復術と予防的右腎摘除を施行した．右腎には腫瘍性変化を認めなかった．3 歳時に予防的左腎摘除を施行した．左腎にも腫瘍性変化を認めなかった．3 歳 5 か月時から低身長に対し成長ホルモン（growth hormone：GH）治療を開始した．5 歳時に生体腎移植を施行した．現在高校生であるが，伸展陰茎長は 8 cm，右精巣容量は 6 mL，左精巣容量は 8 mL であり年齢相当の精巣容量と比較すると小さい．身長は 167 cm と target length に達している．精巣超音波にて精巣内部は均一であり，腫瘍性病変は認めない．内分泌学的検査で LH 11.4 mIU/mL，FSH 34.4 mIU/mL，テストステロン 750.1 ng/dL であり FSH 優位にゴナドトロピンは上昇しているが，テストステロンは十分に分泌されている．

▶病理所見（図 1）

初期には，メサンギウム基質の増加を認めるが，糸球体係蹄の肥厚は認めない．病変が進行するに従い，メサンギウム細胞増殖を伴うメサンギウム基質の増加がびまん性に認められ，係蹄基底膜の肥厚と係蹄腔の狭小化を伴う．係蹄毛細血管が著明に減少し，硬化したメサン

ギウム領域が一塊となり，Bowman囊腔に浮遊する組織像となる（詳細は成書を参照）[1]．

▶ 幼児期・思春期・成人期に向けた包括的医療と養育環境・生活指導

本症例は，Wilms腫瘍を呈さなかった不全型DDSである．46,XYを有するDDSの多くは，ambiguous genitaliaで発見される（当センターで経験した7症例もすべて近位型尿道下裂と停留精巣を合併していた）．新生児期にambiguous genitaliaを有する児に遭遇した際，必ず尿蛋白の有無を検索しDDSを見逃さないことが重要である．新生児期から蛋白尿を認め急速に腎機能障害が進行していく場合もあるので注意が必要である．

ambiguous genitaliaの場合は，DSD症例の診断のアプローチに準じて検査を行っていく．46,XYを有するDDSでは，性腺は精巣（異型性も含む）を有することから養育性を男子に決定することが多い（当センターでの7症例もすべて男子に決定した）．経過観察中に尿蛋白もしくは腎腫瘍が発見されDDSを疑いWT1遺伝子の検索によって確定診断に至る場合が多い．DDSと診断された場合，両親の不安や絶望感は非常に強いものであり治療を拒否するケースも経験するため，腫瘍科，腎臓内科，泌尿器科で連携をとり，繰り返し説明していく必要がある．

症例によって，①尿蛋白陽性が先に出現する，②Wilms腫瘍が先に出現する，③同時に出現する，④本症例のようにどちらかのみ出現する場合を経験する．Wilms腫瘍は孤発例とくらべ，両側例が多く低年齢で発症する場合が多い．多くは，2歳前に発症する．したがってDDSでは，Wilms腫瘍の検索のため，少なくとも8歳に達するまでは3か月ごとの超音波による経時的な観察が推奨されている．腫瘍の悪性度は高くないと報告されている．

乳児期からネフローゼ症候群を呈し急速に進行し，3歳までに末期腎不全に至ることが多い．当センターでの生存4例のうち3例は末期腎不全のために腎移植を行っている．腎移植に関しては，Wilms腫瘍の治療後少なくとも1～2年再発がないことを確認してから施行することが望ましいとされている．性腺の形態は，索状性腺からほぼ正常と考えられる精巣まで幅広い．46,XYを有するDDSで，性腺腫瘍化のリスクは5～40％と報告されており腫瘍の発生については長期間経過観察する必要がある．

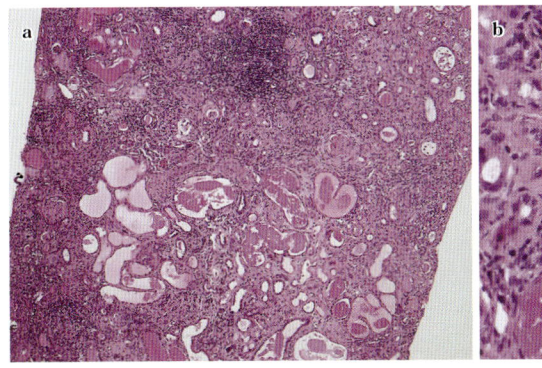

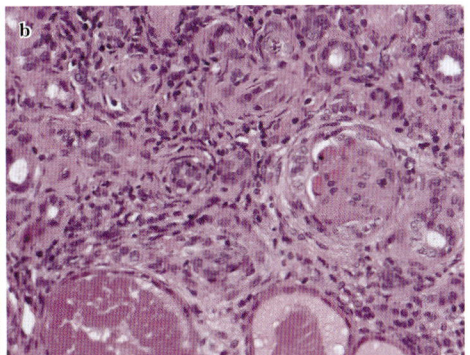

図1 病理所見
a：弱拡大，b：強拡大
摘出された左腎の病理像．糸球体の硬化と硝子化，尿細管の萎縮，あるいは拡張，間質の著明な線維化がみられ，末期腎不全の像を呈する

> **memo**
>
> 腫瘍抑制遺伝子として発見された*WT1*は，胎生期に腎，生殖器に発現しており，腎尿路，生殖器の器官形成に関与する．片方のWT1蛋白の第2，3番目のzinc finger部位をコードするエクソン8，9のミスセンス変異によりDNA結合能が消失する．この変異蛋白がdominant negative効果を有し，本症が出現すると考えられている．腎内で正常な*WT1*にも欠失などの異常（second hit）を生じるとWilms腫瘍が発生すると考えられている．
> 尿道下裂と蛋白尿を合併する場合は，DDSを疑って経時的に超音波によるWilms腫瘍の検索を行うべきである．

caseのポイント

- 尿道下裂，両側停留精巣に対する泌尿器科的治療中に，蛋白尿と慢性腎疾患がみつかった症例．1歳6か月で末期腎不全となり透析導入された．
- 腎生検で，びまん性メサンギウム硬化症と診断され，遺伝子検索にて*WT1*異常が判明し，DDSと確定した．
- 本症例はすでに末期腎不全に陥っており，両側腎の予防的腎摘除術が加えられた．

文献

1) 相田久美，他：びまん性メサンギウム硬化．腎と透析 2005;59（臨時増刊号）:421-424

（松井 太）

case 2　尿道下裂，両側停留精巣の術前にWilms腫瘍が発見された男子例

妊娠経過中異常なし．在胎39週，体重2,800 g，身長48.2 cm，頭位経腟分娩で産院にて出生．出生時は男子として扱われたが，沐浴中にスタッフが外性器異常に気づき，日齢1，近医へ搬送された．
陰嚢は形成良好だが両側精巣が触知されない．陰茎は発育良好で尿道下裂を認める（図2）．

▶ 新生児期における対応

産院で「外見は男の子のようだが，両側の精巣が触れないので女の子かもしれない」と説明され両親は混乱したが，転院後は外性器の発育が未熟なため性別決定に時間を要することを説明し，戸籍登録を延期した．

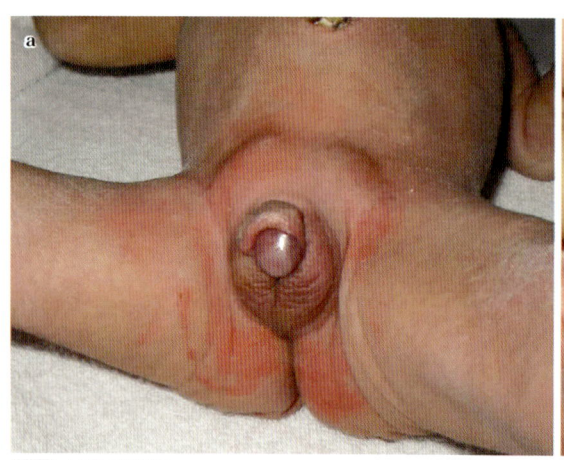

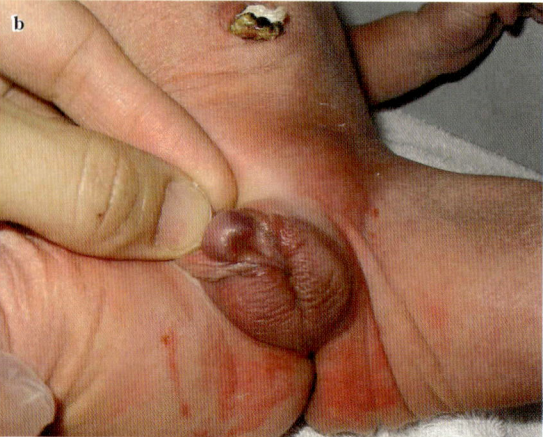

図2 外性器所見

診断・検査

診察所見：日齢1転院時，全身状態良好で，皮膚色素沈着を認めなかった．陰嚢の形成は良好であるが，両側の精巣を触知せず．陰茎は発育良好で亀頭が露出し，会陰部尿道下裂を認めた．外尿道口は会陰部に存在した．日齢8に当センターへ転院後，右鼠径部に性腺を触知するようになった．

検査所見（日齢1）：血糖，電解質，血液ガスに異常を認めず．ACTH 43 pg/mL，コルチゾール 8.2 μg/dL，17OHP 0.7 ng/mL，LH 0.2 mIU/mL，FSH 0.7 mIU/mL，テストステロン 0.99 ng/mL，エストラジオール 790 pg/mL，レニン 16.3＜ng/mL/時，DHEA-S 60 ug/dL．FISH検査で100細胞ともにX,Y検出．染色体（G-banding）46,XY．

検査所見（日齢9）：LH 7.2 mIU/mL，FSH 3.9 mIU/mL，テストステロン 2.49 ng/mL，*SRY*陽性．

画像検査所見：日齢1，腹部超音波にて副腎腫大を認めず．日齢9，腹腔鏡・尿道膀胱鏡検査を施行．右側の性腺は内鼠径輪，左側の性腺は腹腔内にみられ，両側とも黄白色調でアーモンド型，白膜なし，内性器として子宮を認めた．尿道は男性型で，後部尿道に開口する男性小子宮が存在した．

鑑別：46,XY DSDとしての鑑別を行い，染色体，性腺，外性器としての性は男性であること，精巣形成不全による精巣機能低下症のため将来的にホルモン補充の必要性や妊孕性低下の可能性があること，停留精巣，尿道下裂，子宮の存在に対する外科的処置が必要であることを説明し，男子として養育することが選択された．

治療・経過

6か月時に停留精巣に対して精巣固定術目的に入院中，術前の腹部超音波にて右腎に腫瘍性病変を認めた．右精巣固定術は実施されたが，術後の造影CTで右腎上極に約4 cmの腫瘍が確認された（図3）．7か月時，右腎摘除を施行．腎限局のWilms腫瘍（stage 1）と確定し，化学療法（アクチノマイシンD，ビンクリスチン）を行い，以後再発を認めていない．1歳5か月時，左精巣固定術，子宮・腟摘除術を行ったが，会陰部尿道下裂に対して，1歳11か月時に尿道下裂修復術を行った．これまでのところ腎機能異常は認めていない．後日行った遺伝

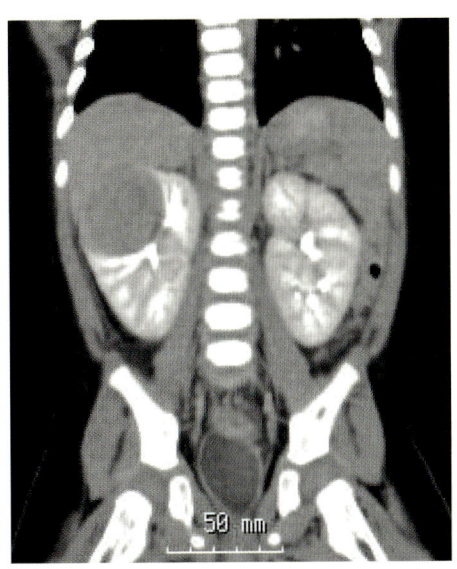

図3 造影CTで描出された右腎上極の腫瘍（Wilms腫瘍）

子解析において，*WT1*遺伝子のエクソン1にヘテロのナンセンス変異（439C＞Tヘテロ，Q147X）を認め，Denys-Drash症候群と確定診断した．

▶ 病理所見（図4）

日齢9に右性腺を生検．精細管を認めるが，間質が多く密度は疎である．精細管内に精祖細胞を認める．悪性像は認めず，partial gonadal dysgenesisと診断した．

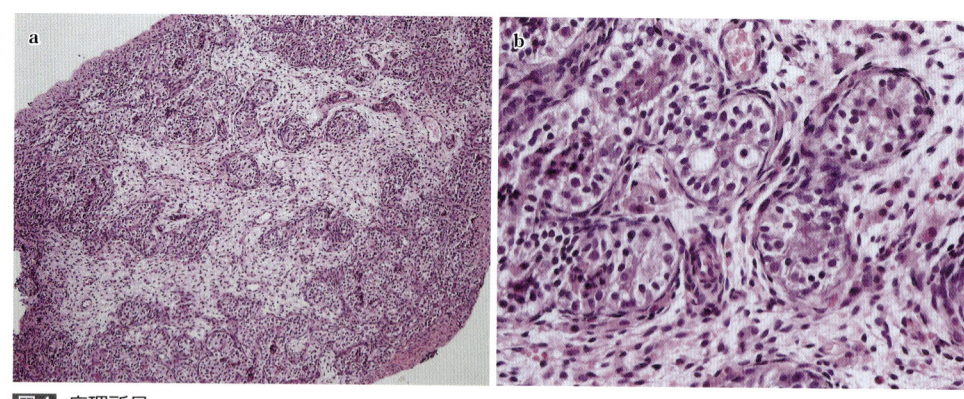

図4 病理所見
a：弱拡大，b：強拡大
精細管を認めるが，間質が多く密度は疎である．精細管内に精祖細胞を認める

---

memo

性分化疾患で性腺形成不全を認めた場合，Denys-Drash症候群との鑑別を要する．
Denys-Drash症候群疑いの症例では*WT1*遺伝子検査を行い，腎機能および腫瘍発生のリスクに注意する．
Denys-Drash症候群における腫瘍発生は乳児期からみられる場合がある．
case2はこれまでのところ腎機能障害（腎症）は呈しておらず，DDSとしての既知の*WT1*遺伝子異常と異なる変異が指摘された．このような症例をDDSの一亜型と考えてよいのか，今後の症例の積み重ねが必要である．

---

caseのポイント

- 尿道下裂，両側停留精巣に対する手術待機期間中に，生後6か月で右腎Wilms腫瘍が発見された症例．
- 性腺生検ではdysgenetic testisの所見が得られた．
- 外性器異常，Wilms腫瘍，dysgenetic testisからDDSを疑い，遺伝子検査で確定診断が下された．

（三善 陽子）

② 46,XY性分化疾患（46,XY DSD）：A 性腺（精巣）分化異常

4. campomelic dysplasia

- *SRY*や*SOX3*と同様に，*SOX9*は未分化性腺を精巣への分化を促す遺伝子の1つで，17q24の染色体上にある[1]．さらに*SOX9*は軟骨原基において，II型コラーゲンなどの軟骨特異的遺伝子の転写を誘導し，軟骨細胞へ分化させる[2]．
- campomelic dysplasiaは*SOX9*の異常により発生し，精巣の分化異常をきたす．発生頻度は40,000～200,000出生に1人．核型46,XYの患児の75％が外性器は女性型を呈する[1]．
- 四肢の彎曲短縮（telephone receiver sign）と胸郭低形成（bell-shaped thorax）などにより骨系統疾患として出生前に発見される．胸郭狭小化に伴う肺低形成や重度の気管気管支軟化症を合併し，しばしば致死的である[1]．

case 1　campomelic dysplasiaの1例

在胎25週に下肢短縮を指摘され来院した．胎児超音波で両側四肢は短縮しており，とくに両側大腿は彎曲短縮しtelephone receiver様であった（図1）．胸郭は小さくbell-shaped thoraxを呈した．頭部の変形は認めず，明らかな骨折は認めなかった．羊水量は正常で，外陰部には陰囊・陰茎を認めず，両側2度の水腎症を認めた．chest length / trunk length ratio＝0.33，lung / thorax ratio＝0.51，cardio-thoracic area ratio＝0.40と，胸郭低形成を認めたが，両肺のエコー輝度は正常であった．重度の骨系統疾患〔骨形成不全症2型（osteogeresis imperfecta type II），致死性異形成症（thanatophoric dysplasia）〕が疑われた．

▶ 新生児期における対応

36週，2,309 gで出生．Apgar scoreは1分3点で，ただちに気管内挿管し高頻度振動人工換気（high frequency oscillatory ventilation：HFO）管理とした．頭部は大きく，四肢，とくに下肢は彎曲短縮，内反し，脛骨前面に皮膚の陥凹（dimpling）を認めた（図2）．外見上，外陰部は女性型を呈し，内視鏡検査でも前庭部に腟開口部を認め，奥に子宮口が観察された．両親との話し合いで，養育性を女子とした（図3）．X線では，頭蓋骨は大きく長管骨は彎曲短縮し，肋骨は11本，肩甲骨と腸骨は低形成で，campomelic dysplasiaが疑われた（図4）．出生直後は肺低形成のため呼吸状態は不良であったが，徐々に改善した．小下顎による挿管困難症と気管気管支軟化症を認めたため，1か月6か月時に気管切開を行った．経鼻栄養と併用して経口摂取を開始した．3か月時にはHFOから同調性間歇的陽圧換気（synchronized

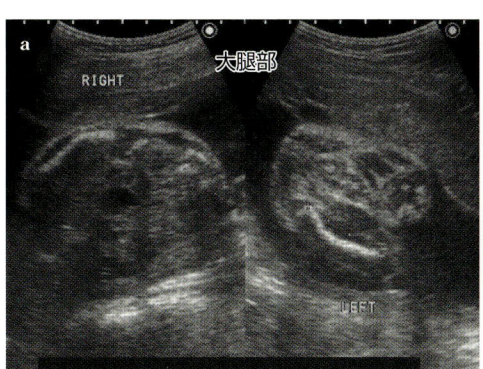

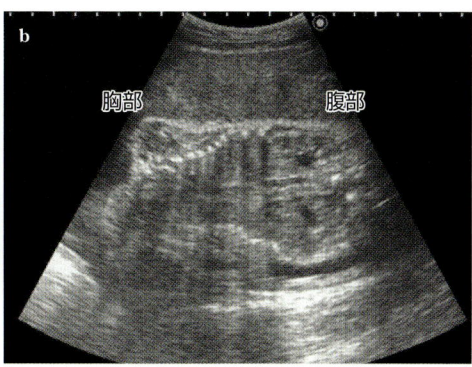

図1 胎児超音波所見
a：両側大腿骨は彎曲短縮し，telephone receiver様を呈する，b：bell-shaped thoraxを呈している

intemittent mandatory ventilation:SIMV）に移行，9か月時には経口摂取のみで栄養管理が可能となった．

▶ 診断・検査

染色体検査では46,XYであった．遺伝子検索を行ったところ*SOX9*遺伝子のエクソン3の欠

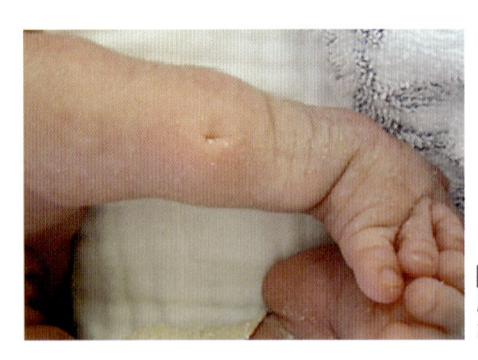

図2 体表所見
脛骨前には脛骨屈曲部に一致し皮膚の陥凹（dimpling）を認める

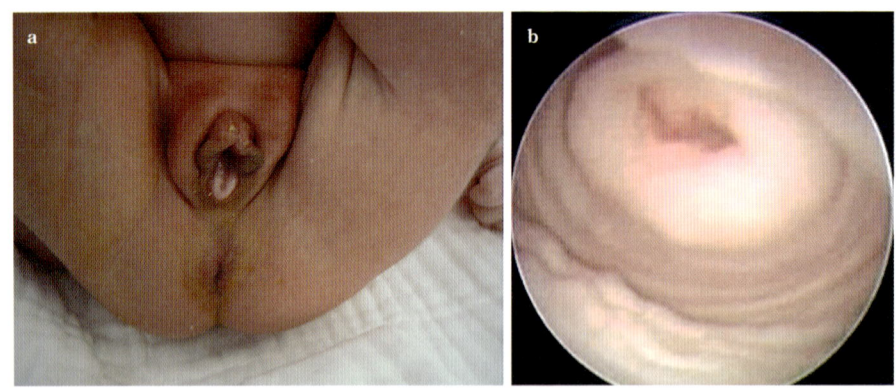

図3 会陰部所見と内視鏡所見
a：外陰部は女性型，b：内視鏡では子宮口を認める

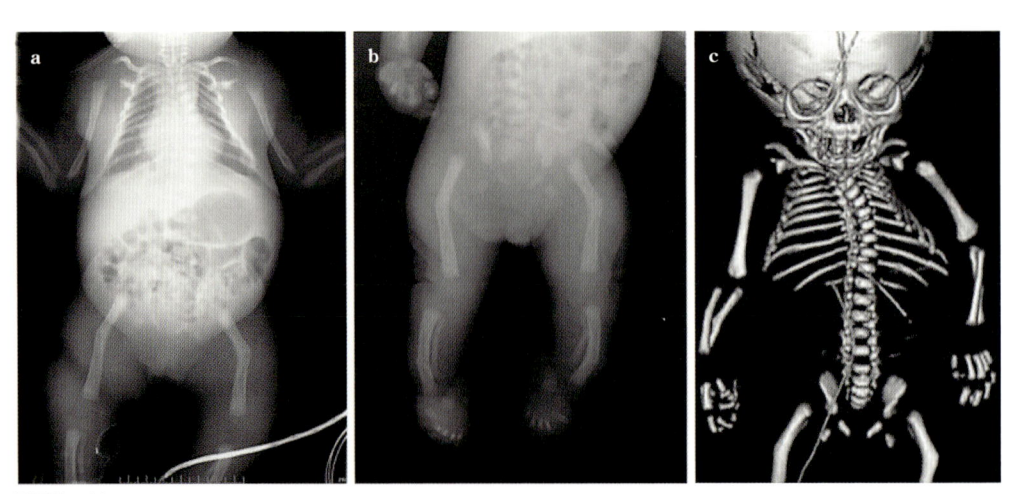

図4 X線
a：頭部は大きく，胸郭は狭小化している，b：両側の大腿，下腿は彎曲短縮している
c：肋骨は11本で，肩甲骨と腸骨は低形成を示す

失を認め，campomelic dysplasia と確定診断された[3]（図5）．

▶ 治療・経過

1歳4か月時に腹腔鏡検査で内性器の観察を行ったところ，子宮とこれにつづく卵管を認め（図6），両側性腺の切除を行った．その後，日中は酸素吸入を，夜間は人工呼吸療法を行い，1歳10か月に退院となった．

▶ 病理所見

表面に近い部分は卵巣様の間質からなり，その内部には線維性結合織に囲まれた大小の胞巣構造を認め（図7-a），個々の胞巣には大小の未熟な生殖細胞の増生と間質細胞を認める（図7-b）．周囲に単層細胞からなる円形の腺腔と網目状の小腺腔構造がみられるが，精細管と特定することはできず（図7-c），dysgenetic ovary もしくは性腺芽腫の初期像と考えられる．

▶ 幼児期・思春期・成人期に向けた包括的医療と養育環境・生活指導

5歳現在，在宅酸素療法中である．気管食事は経口摂取が可能であるが，常時臥床状態で全介助が必要である．骨形成不全症に伴う気管気管支軟化症を認め，near miss による危険性が高く，常時経皮酸素モニターを装着している．中脳水道の狭窄による水頭症や，側弯の進行に注意し経過観察を行っている．

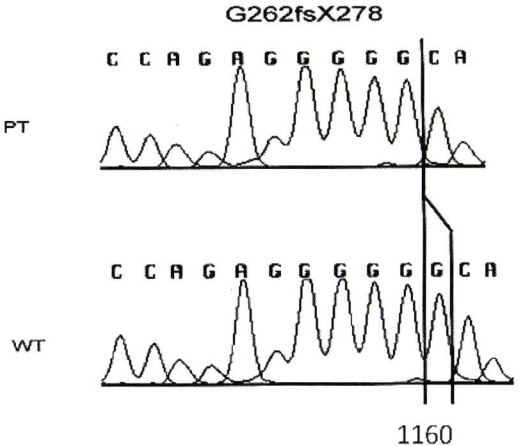

図5 遺伝子検査
SOX9遺伝子のエクソン3の欠失を認める

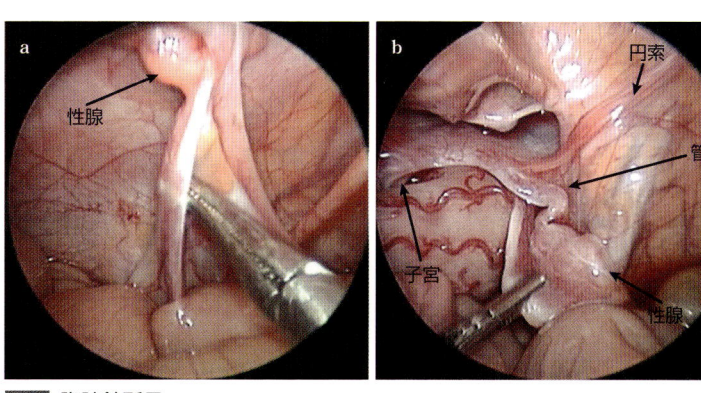

図6 腹腔鏡所見
a：左側性腺，b：右側性腺
内性器は女性型を呈する．性腺は病理所見で dysgenetic ovary と診断された

図7 病理所見

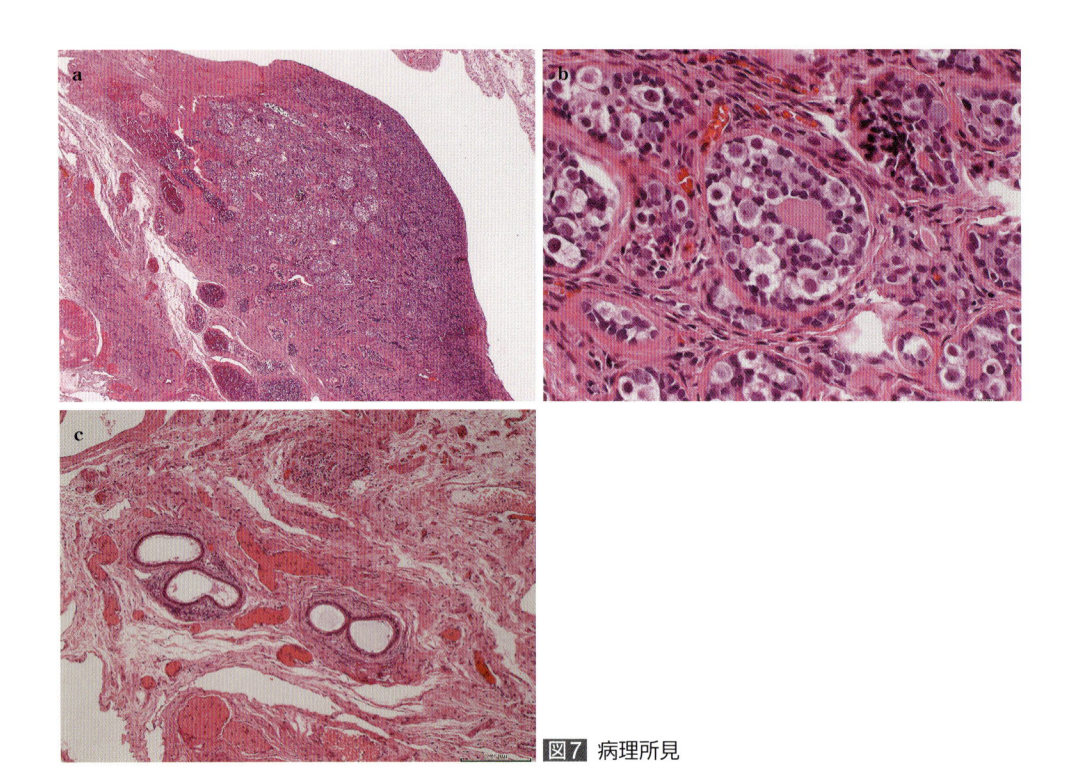

> **memo**
>
> campomelic dysplasia は 17q24 の染色体上にある *SOX9* の異常により発生する.
>
> *SOX9* は未分化性腺を精巣への分化を促進する. campomelic dysplasia では男性生殖腺の分化異常をきたす.
>
> *SOX9* は軟骨細胞への分化を促進する. campomelic dysplasia では重度の軟骨形成不全を合併し, 重度呼吸障害により多くは新生児期に死亡する.

caseのポイント

- 胎児超音波検査で骨系統疾患を疑われ, 出生後のX線検査で campomelic dysplasia の特徴的な所見を示した.
- 重症の呼吸障害は徐々に改善し, 現在は在宅酸素療法中である.
- 遺伝子検索では *SOX9* 遺伝子異常を認めた.

文献

1) Akiyama H, et al.:The transcription factor Sox9 has essential roles in successive steps of the chondrocyte differentiation pathway and is required for expression of Sox5 and Sox6. Genes Dec 2002; 16: 2813-2828
2) Mansour S, et al.:A clinical and genetic study of campomelic dysplasia. J Med Genet 1995; 32: 415-420
3) Thong MK, et al.:Acampomelic campomelic dysplasia with SOX9 mutation. Am J Med Genet 2000; 93: 421-425

(米倉 竹夫)

2　46,XY性分化疾患（46,XY DSD）：A 性腺（精巣）分化異常

5. 精巣退縮症候群
(testicular regression syndrome/vanishing testis syndrome)

- 精巣が胎児期のある時期になんらかの原因で萎縮し，両側例ではテストステロン分泌が不十分になることにより内・外性器の男性化が障害される疾患である．
- 染色体は46,XYである．内・外性器の表現型はおもに男性型であるが，精巣の萎縮した時期によって異なる．
- 精巣は瘢痕状あるいは存在しないが，精管，精巣血管系が存在するなどの胎児期のある時期までは精巣が存在していた証拠がある．

case 1　両側非触知精巣，マイクロペニスを認めた新生児の1例

0歳1か月，男子．出生前には異常を指摘されていなかった．出生後に両側の性腺が陰嚢内，鼠径部にも触知しなかった．また，マイクロペニスであることを主訴に当科を紹介された．とくに合併症を認めなかった．

▶ 新生児期における対応

出生早期に内分泌学的検査を行い，確定診断をつけることがまず必要である．マイクロペニスに対してテストステロン補充を行うことにより，その反応をみて男子として育成していける可能性を探る．両側性腺が非触知のマイクロペニス症例でも安易に女子への性別判定を行ってはならない．

▶ 診断・検査

身体所見：陰茎長は1.5 cmとマイクロペニスであり，陰嚢も低形成であった（図1）．
腹部超音波：両側性腺は陰嚢内，鼠径部にも認めなかった．膀胱背側に子宮および腟を認めなかった．
染色体検査：46,XY．
LH-RH負荷試験：表1のとおり，LH-RHに対するゴナドトロピンの反応は良好であった．
hCG負荷試験：表2のとおり，生後1か月の男子としては，テストステロンの基礎値も低く，hCGに対するテストステロンの反応も乏しかった．

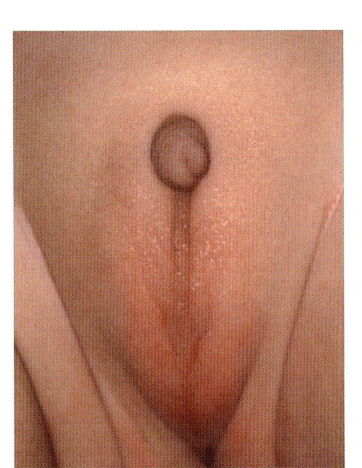

図1　外性器の肉眼像

表1　LH-RH負荷試験（日齢40）

	負荷前	30分後	60分後	90分後	120分後
FSH (mIU/mL)	28.8	80.5	64.3	54.9	47
LH (mIU/mL)	0.9	5.4	3.3	2.2	1.4

表2　hCG負荷試験（日齢40）

	負荷前	4日後	5日後
テストステロン (ng/dL)	6.9	9.8	10.8

尿道膀胱鏡：Müller管遺残物である男性小子宮は小さく，子宮頸部も認めなかった．
性腺生検：陰嚢内，鼠径部にも性腺を認めないため腹腔鏡にて腹腔内を観察した．両側精管，精巣血管は通常どおりに存在し，両側内鼠径輪も閉鎖していた．両側鼠径部切開にて検索すると両側性腺は鼠径部に存在し瘢痕化した精巣であった（**病理所見**参照）．瘢痕組織であったが，両親の強い希望により瘢痕化した精巣の固定術を施行した．以上より，精巣退縮症候群と診断された．

▶ 治療・経過

0歳2か月時，マイクロペニスに対してテストステロン製剤（25 mg）を3週ごとに5回投与した．テストステロン補充により陰茎長は1.5 cmから3.0 cmまで伸展を認めた．
12歳4か月時，思春期になり継続的男性ホルモン補充療法（テストステロン製剤25 mg/月）を開始した．1年経過した時点で50 mg/月に増量し，現在も継続中である．

▶ 病理所見

本症例の精巣の病理所見を示す．精細管はみられるが，正常よりも疎で間質が多い．精細管内にはSertoli細胞がみられるが生殖細胞はみられない（図2）．インヒビン染色で間質にはLeydig細胞が認められた．
本症例ではないがvanishing testisとして典型的な病理標本を示す．ヘモジデリンを貪食したマクロファージと石灰化を認めるのみで精細管は認めない（図3）．
このように病理所見にしても，精巣が退縮した時期により精細管やLeydig細胞を認める症例から精細管はまったく認めず石灰化やヘモジデリン沈着のみを認める症例といったさまざまな所見を有する．

▶ 小児期・思春期・成人期に向けた包括的医療と養育環境・生活指導

子どもの精神発育に応じた病状の説明が必要である．告知時期に関しては，遅くともホルモン補充療法開始前が望ましい．ホルモン補充療法開始時期は，最終成人身長を考慮し，11歳以降（正常の思春期発来の年齢）で身長150 cmを超えた時期を目安と考える．
両側の瘢痕化した精巣のため陰嚢が低形成になり，外観上悩みをもつ場合は偽精巣を陰嚢内に留置する手術を考慮する．

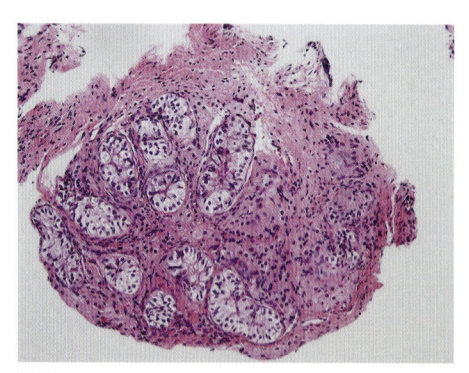

図2 本症例の精巣の病理所見

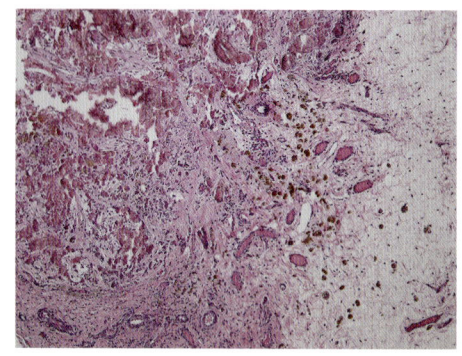

図3 典型的なvanishing testisの病理所見

> **memo**
>
> 陰茎長の測定は，伸展陰茎長（stretched penile length: SPL）を用いる．非勃起時に陰茎を十分に伸展させた状態で，恥骨結合下縁から亀頭先端までの陰茎背面の長さを測定する．
> マイクロペニスと埋没陰茎の鑑別は重要である．
> 本疾患の原因は，いったん正常な分化を遂げていた精巣が，胎児期に捻転や梗塞などなんらかの血流障害を蒙ったと考えられる．片側性では男子としての正常な発育が期待できる．

caseのポイント
- 両側精巣の退縮した時期により，さまざまな表現型をとる．典型例は本症例のように，マイクロペニスと陰嚢内容の欠如を主訴とするが，マイクロペニスを認めない症例もある．

（矢澤 浩治）

精巣退縮症候群の陰茎伸展測定法　*reference*

本疾患の陰茎伸展長測定の実際と，術中写真を示す（図4, 5）．

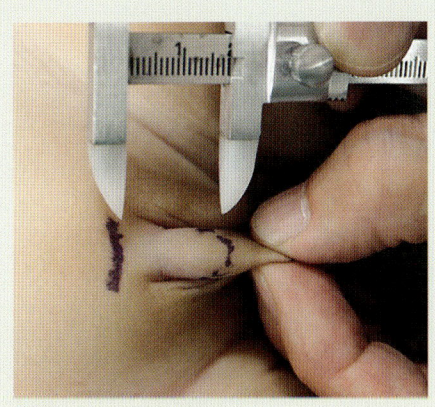

図4 精巣退縮症候群症例
マイクロペニスの伸展陰茎長測定（1.8 cm）

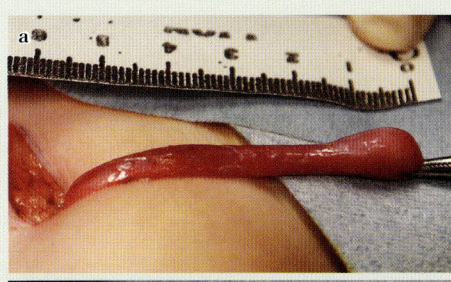

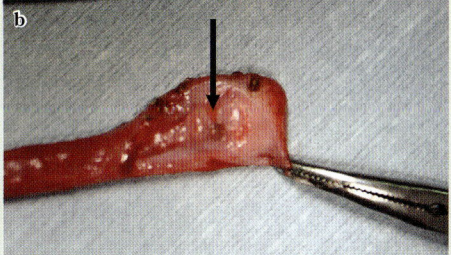

図5 精巣退縮症候群：左精巣
a：鼠径部切開，精巣剥離
b：切開すると精巣上体のみで，わずかに➡部分（灰色）に萎縮した精巣組織がみられた

（島田 憲次）

② 46,XY 性分化疾患（46,XY DSD）：A 性腺（精巣）分化異常

6. 卵精巣性（ovotesticular）DSD

卵精巣性 DSD は 46,XY DSD，46,XX DSD のどちらにも分類されるが，本書では便宜上，本項にて取り上げる

- 卵精巣性 DSD は，同一個体に精細管構造を伴った精巣組織と成熟卵胞を含む卵巣組織を同時に有する疾患である．
- 性腺成分の分布および位置は症例によってさまざまであり，また男性化の程度はアンドロゲン作用に依存するため内性器および外性器の形態も症例によってさまざまである．性染色体とは必ずしも関連しない．そのため社会的性の決定は容易ではない．確定診断のためには，性腺生検が有用な情報をもたらしてくれる．

case 1　高度尿道下裂と考えられたが性腺生検を施行し 46,XX 卵精巣性 DSD の診断に至った症例

▶ 新生児期における対応

正期産で他院にて出生．ambiguous genitalia を認めたため日齢 0 に当センターへ転院となり，入院のうえ精査を進めた．

▶ 診断・検査

外性器は男性型に近く，高度尿道下裂，二分陰嚢，陰茎前位陰嚢を認め，性腺は両側ともに陰嚢内に触知した（図1）．超音波検査においても陰嚢内に精巣様構造を認め，明らかな子宮様構造物はなく，テストステロン 252.2 ng/dL と高値であった．一方で染色体は 46,XX と女性核型であり，FISH 検査で Y 染色体，*SRY* ともに陰性であった．

以上の結果をふまえ，日齢 13 に内視鏡検査および性腺生検を施行した．両側陰嚢内には薄い白膜に包まれた精巣様構造と小さな卵巣様構造を認め（図2），病理所見の結果それぞれ精巣・卵巣であった（図3，4）．内視鏡検査では腟と萎縮した子宮口を認め，腟口と尿道口はそれぞれ独立していた．以上より卵精巣性 DSD の診断に至った．

▶ 治療・経過

両親に，男子として養育した場合，女子として養育した場合の予測される予後について説明したところ，両親は男子として養育することを選択され，日齢 22 に出生届を提出した．

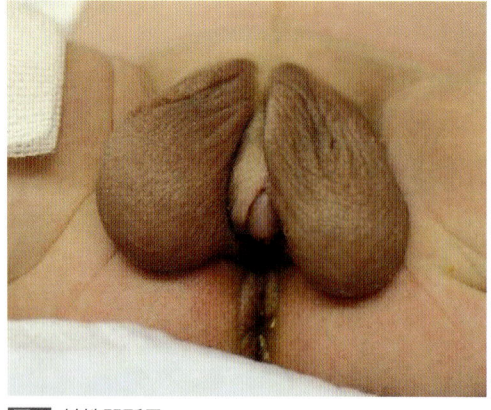

図1　外性器所見
男性型に近く，尿道下裂，二分陰嚢，陰茎前位陰嚢を認め，性腺は陰嚢内に触知する

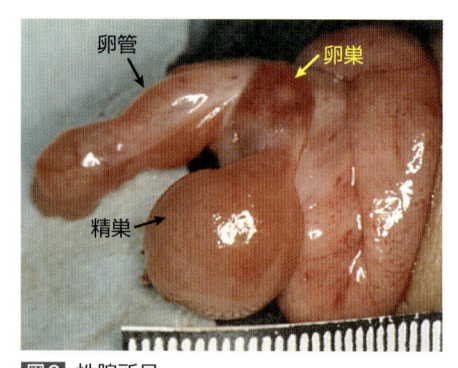

図2　性腺所見
両側ともに，陰嚢内に薄い白膜に包まれた精巣様構造と小さな卵巣様構造を認める

生後6か月時に腟・子宮・両側卵巣摘除術を，1歳で尿道下裂修復術を施行した．

病理所見（図3, 4）

両側性腺ともに精巣様構造の組織では精細管を認め，強拡大ではその中にSertoli細胞と少数の精祖細胞，間質にLeydig細胞を認めた．卵巣様構造の組織では一次卵胞を多数認めた．いずれも異形成はなかった．

幼児期・思春期・成人期に向けた包括的医療と養育環境・生活指導

両親は児を男子として受け入れてはいるが，疾患への理解がまだ完全でないため，何度か病態の説明を行い，理解を深められるようにしている．gender identityは幼少期に確立し，アンドロゲンの影響だけでなく養育環境も大きく影響するとされる．そのためには親が児の社会的性を受け入れ養育することが重要であり，早期からの親への心理的サポートが必要である．本症例ではすでに子どものこころの診療科医師および臨床心理士の介入がはじまっている．

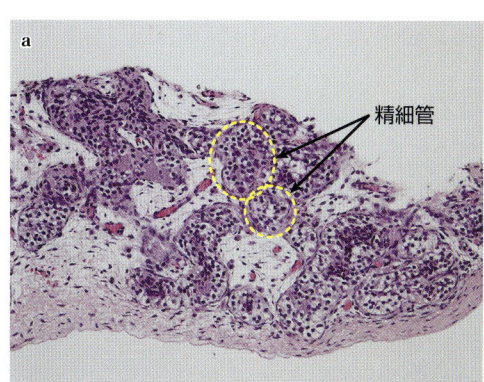

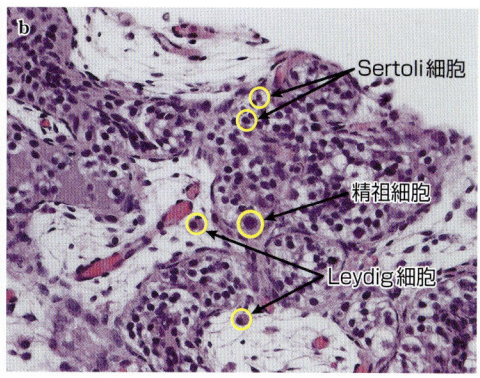

図3 性腺の病理所見①：精巣様構造（HE染色）
a：弱拡大．広い間質と，その中に精細管を認める
b：強拡大．精細管内に認めるのはほとんどSertoli細胞であり，精祖細胞は少ない．間質には，好酸性の細胞質をもったLeydig細胞を認める

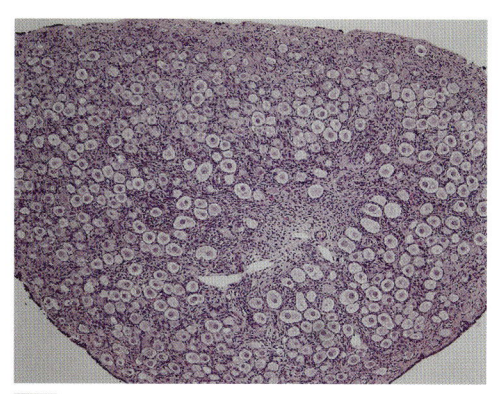

図4 性腺の病理所見②：卵巣様構造（HE染色）
一次卵胞を多数認める

> **memo** ▶

卵精巣性DSDは新生児期にambiguous genitaliaを呈する代表的疾患であるが，外性器の形態，とくに陰嚢内への性腺下降の有無，血液・尿検査結果，画像検査による内性器の評価，そして染色体検査などを用いても，いずれも確定的な診断を下すことができず，最終的には性腺生検が必要となる．本疾患の染色体検査では，46,XXの割合が多いにもかかわらず，養育性の選択には偏りがみられない．養育性の決定においては，それに影響する性腺の内分泌機能，妊孕性，外性器の形態，性ホルモンの脳への影響，性腺腫瘍の発生リスクなどについて，症例ごとに検討することが大切である．

caseのポイント

- 外陰部はambiguousであったが，両側陰嚢内に精巣様性腺が触れることから，高度尿道下裂，陰茎前位陰嚢と考えられた．しかし，染色体検査で，46,XX，*SRY*陰性という結果が得られ，急遽，内視鏡検査と性腺生検が加えられた症例である．
- 卵精巣は鼠径部に性腺が触れることが多いが，本症例のように陰嚢内に下降していることもあり，注意が必要である．

(長谷川 真理)

case 2　生後3か月時に卵精巣性DSDの確定診断に至り，男性から女性へと戸籍の変更を行った症例

▶ 新生児期における対応

周産期に異常なし．他院にて出生．外陰部外観より男子と性決定され出生届を通常どおりに提出したが，尿道下裂および停留精巣を認めたため染色体検査を施行したところ，46,XXであることが判明し，2か月時に当センターへ紹介となった．

▶ 診断・検査

外性器は男性型として会陰部尿道下裂がみられ，開口部には処女膜を疑う粘膜がみえた．また，左性腺は触知しなかった（**図5**）．右性腺は陰嚢内，左性腺は鼠径部に触れたが，精巣に比して柔らかかった．2か月時のテストステロン87.9 ng/dLと男子レベルであり，hCG負荷試験でもテストステロンの有意な上昇を認めた．一方，染色体は46,XXと女性核型であり，FISH検査でY染色体，*SRY*ともに陰性であった．

生後3か月時に腹腔鏡および性腺生検を施行した．内性器は子宮，両側卵管，腟を認めた．尿道鏡検査ではPrader分類II度であった．以上より卵精巣性DSDの診断に至った．左側性腺は鼠径管内にあり，病理組織所見の結果卵巣であった．右側性腺は陰嚢内にあり，白膜形成のない精巣様構造とその横に硬結のある小さな腫瘤があり，病理組織ではそれぞれ精巣と卵巣であった（**図6, 7**）．

▶ 治療・経過

複数回にわたる話し合いの結果，両親は女子としての養育を希望し，戸籍を男性から女性へ変更した．

生後8か月時に女性化外陰部形成術および右性腺の精巣部分摘除術を施行した．

二次性徴に関しては，乳房発育の自然発来を認めたものの不十分であり，女性ホルモン補充療法を少量から開始し現在も継続中である．月経は未発来である．超音波検査では，子宮のサイズは年齢に比してやや小さめであり，その後の内視鏡検査では腟の開口には問題なかった．女性としてのgender identityに違和感はない．

▶ 病理所見（図6, 7）

左側性腺は囊胞様の腫瘤であり，性腺組織所見では一次卵胞を認め月齢相当の卵巣であった．右側性腺は白膜形成のない精巣様構造とその横には小さな硬結のある腫瘤があり，精巣様構造ではグループ形成不良の精細管および非常に広い間質を，その横の腫瘤では一次卵胞を認めた．左性腺は卵巣，右性腺は卵精巣と診断した．

▶ 幼児期・思春期・成人期に向けた包括的医療と養育環境・生活指導

現在はすでに思春期年齢に入っており，小児内分泌科では性腺機能のフォローアップを，泌尿器科では内性器および外性器の成熟度合いの定期的な評価を連携しながら行っている．一般的に，卵精巣性DSDにおける性腺機能および妊孕性は，性腺の肉眼的および組織学的形態や性腺に対する外科的治療の影響を受け，症例によってさまざまである．少数ではあるが，女性としての妊娠例や男性としての精子形成例なども報告されている．

本人への病状説明については，小学校高学年から少しずつ，「生まれたときに内性器が未成熟だったため性器の手術をした．卵巣の働きが悪いから薬を飲んでいる．将来妊娠しにくい可能性がある」という内容を両親から説明している．病名の告知や詳細な疾患説明はまだ行っていない．本人への病状説明の時期や内容に関して一定の見解はないが，隠さずに伝えるということは重要である．また，本人へは隠すことなく説明すべきであるということを前もって両親に話しておく必要がある．診断後および性決定後の両親へのサポート，児が思春期年齢に達した際の親子へのサポートなど，さまざまな段階において児および両親への心理的なサポートは継続して必須となる．今後も看護師や臨床心理士によるカウンセリングを継続し，児の性的成長発達を見守りながら児と両親をサポートしていく．

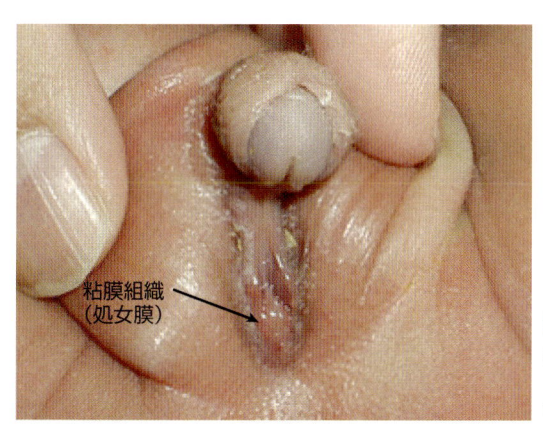

図5 外性器所見
ambiguous genitaliaを呈する．陰核／陰茎は大きく男性型として会陰部尿道下裂を認め，性腺は右側のみ触知する

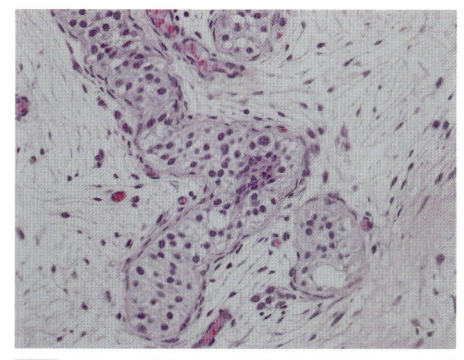

図6 性腺の病理所見①：右性腺の精巣様構造（HE染色）
非常に広い間質と，グループ形成不良の精細管を認める

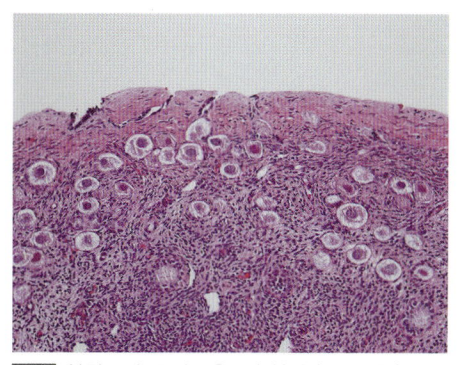

図7 性腺の病理所見②：右性腺（HE染色）
一次卵胞を認める

> **memo**
> 卵精巣性DSD本人へは，染色体を含めた病態，これまでの治療内容，戸籍変更などについて，いつ，どのように告知するかの一定の見解はないが，隠さずに伝えるということは大切である．また家族には，本人にこれまでの経過を隠さずに伝えることを前もって話しておく必要がある．
> 診断が下された際の両親へのサポート，本人が思春期に達した際の親子へのサポートなど，さまざまな段階での心理的援助を継続することが大切である．

caseの ポイント
- 出生時，外陰部診察により男子と性決定していたが，性染色体，性腺および内性器所見において女子の要素も強く，両親は女子への戸籍の変更を選択した．性の変更は医学的事由があり家庭裁判所で妥当と認められれば可能であるが，変更の記録は残る．
- 男性型外陰部であっても両側停留精巣，重度の小陰茎および高度尿道下裂を呈する場合，本症例のように片側停留精巣であっても高度尿道下裂を合併する際には，内性器や性腺など，他の性の構成要素についても精査を行ったうえで社会的性の選択を行う必要がある．

(長谷川 真理)

case 3　停留精巣の手術時に性腺の形態異常にて性分化疾患を疑われた症例

▶ 新生児期における対応

出生時，外陰部の表現型は正常男子であり，触診上，左側性腺を左鼠径部に認め左側停留精巣と診断された．右精巣と考えられる性腺は，陰嚢内に触知した．尿道口は亀頭部先端に開口し，伸展陰茎長も正常サイズであった(図8)．男子として養育されていた．

▶ 診断・検査

1歳時に他院にて左側停留精巣に対し，左精巣固定術を施行された．手術中に左性腺の形態が，卵巣組織に類似していたため，DSDを疑い当センターへ紹介となった．その後，末梢血リンパ球による染色体検査は，46,XX / 46,XYの核型であった．また，*SRY*遺伝子は陽性であった．

▶ 治療・経過

男子として疑いなく育てられていたが，手術中に偶然，一側性腺の異常を発見された．特異な経過であったため，家族の不安も非常に強かった．そのため，まず診断をつけるために内視鏡検査と内分泌学的評価を行うこととした．われわれの施設では，診断および生殖器に対する外科的治療を1回の手術で同時に行わずに，いったん診断のための検査入院という形をとり，その中で医師や看護師から病態について家族が納得できるまで何度も説明をしていくようにして信頼関係を築くように心がけている．内視鏡検査では，通常の位置に精阜がみられ，同部位に腟が開口しており奥に子宮口が確認できた．腟の左右の側壁には，精管と考えられるヒダ状の隆起を認めた．hCG負荷試験にて血清テストステロン値は283.1 ng/dL (前値：3.0 ng/dL) に上昇し，hCG刺激による正常なテストステロン分泌能を有すると考えられた．以上の所見から，卵精巣性DSDと考えられるが，表現型が正常男子であり，正常なテストステロン分泌能を有していることを家族に説明した．家族は，今後も男子として養育していくことを希望された．その後，当センターにて手術を施行した．左性腺は，鼠径部に存在し卵管が連続していた．卵管は，左子宮に連続し，子宮は腟と連続していた．左精管と思われる構造物は認めなかった．右性腺は，陰嚢部に存在し精管は腟壁右側を壁に沿って走行していた(図9)．左性腺は卵巣との病理診断であったが，精巣と卵巣を肉眼的に区別でき

なかったため，左性腺摘除，そして右精管を温存する形で左子宮と腟部分切除を行った．手術時の解剖学的所見を図9で示す．経過観察中に右精巣が鼠径部に拳上してきたため，4歳時に拳上精巣（ascending testis）に対し，精巣固定術を加えている．このときに再度 hCG 負荷試験を行ったところ，血清テストステロン値は 142.2 ng/dL（前値：3.0 ng/dL）と hCG 刺激によるテストステロン分泌能がやや低下していた．

▶ 病理所見（図10）

右性腺は，精細管を認め，Sertoli 細胞を認める．精祖細胞も少数認め，精巣組織と考えられた．左性腺は，卵胞や卵巣間質をほとんどの組織で認めるが，一部に精細管に類似した組織を認めた．右性腺は精巣，左性腺は卵精巣と診断した．

▶ 幼児期・思春期・成人期に向けた包括的医療と養育環境・生活指導

小学校に通学しており，男子として精神的発達は問題ない．右精巣には異常を認めていない．卵精巣性DSD症例で，性腺腫瘍化のリスクは 2.6〜4.6％ と報告されている．腫瘍化のリスクはY染色体を有する場合に高く，年齢とともに増加すると考えられているので長期間の経過観察が必要である．男子として養育された卵精巣性DSD症例では，思春期の自然発来を迎える症例もあるが，アンドロゲン不足による陰茎の発育不良によりホルモン補充が必要な症例も存在する[1]．父性獲得の報告もごく少数でみられる．しかしながら，われわれは両親に過度な期待をもたせないように，自然な二次性徴の発来，父性獲得や妊孕性を含む十分な性腺機能の獲得は困難であると伝える必要がある．

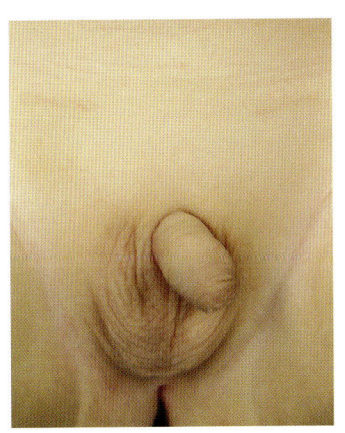

図8 外陰部所見

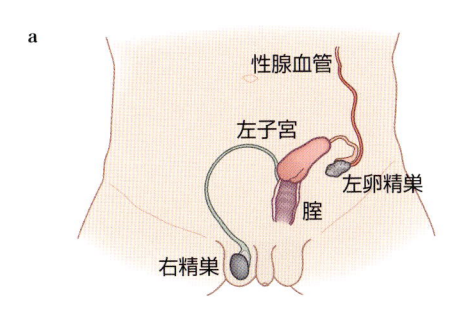

図9 外・内性器の解剖学的所見
a：術前，b：術後の解剖学的所見

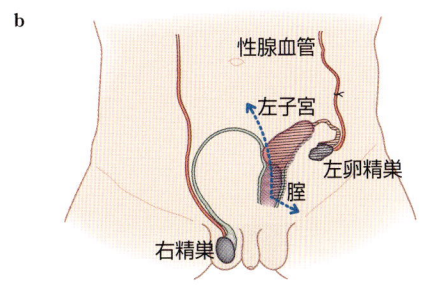

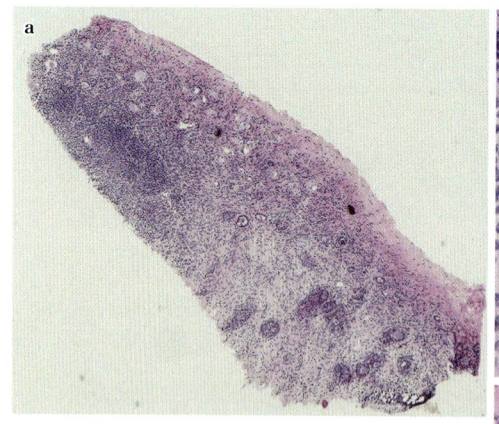

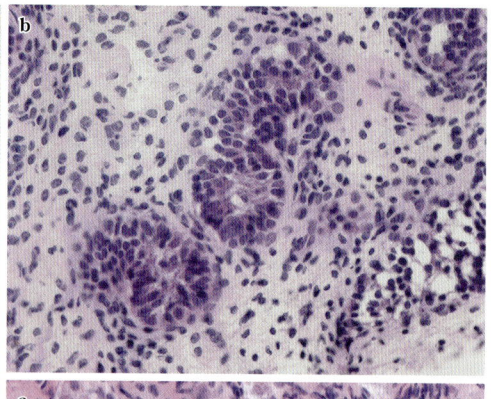

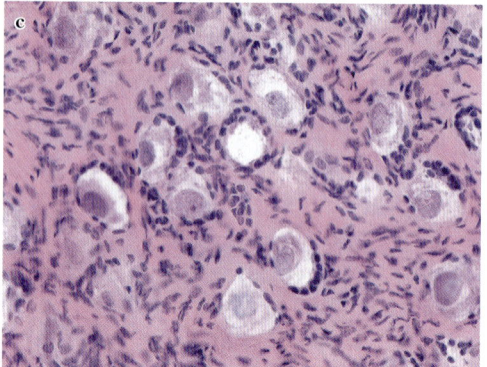

図10 左性腺生検所見
a：弱拡大
b：精細管構造がみられる部分
c：卵胞がみられる部分

> **memo**
>
> 卵精巣性DSDの多くはambiguous genitaliaで発見されるが，少数（約10%）は正常男子の表現型を示し，精巣固定時や陰囊腫大で発見されることがある．
> 男子として養育された子どもで，乳児期から幼児期となるに従い，hCG刺激に対するテストステロン分泌が低下することを経験する[1]．しかしそのような症例でも，思春期後には再び十分なホルモン分泌の反応が得られることがある．

caseのポイント
- 本症例は卵精巣性DSDであるが，出生時の外陰部は男子として疑問はもたれなかった．
- 養育性に反する構造を切除するときには，男子としての性機能，妊孕性を極力残すような術式が選択された．

文献
1) Matsui F, et al.:Long-term outcome of ovotesticular disorder of sex development:a single center experience. Int J Urol 2011;18:231-236

（松井 太）

② 46,XY性分化疾患（46,XY DSD）：Bアンドロゲン合成障害・作用異常

1. アンドロゲン生合成障害

- 遺伝的男子（46,XY）の個体で精巣が分化した後に，アンドロゲン生合成障害によりさまざまな程度の内・外性器の男性化障害が生じる疾患群である．
- アンドロゲン生合成にかかわる副腎皮質の酵素欠損（17βHSD欠損症，3βHSD欠損症，StAR異常症，POR異常症；Ⅱ.❷B-1先天性副腎過形成；図6参照）やコレステロール合成障害（Smith-Lemli-Opitz症候群），5α-還元酵素2型の作用によるテストステロンから転換されたジヒドロテストステロンの合成障害，胎盤機能不全に伴うLH低下によるテストステロンの低下などが関与する．いずれも精巣から分泌されるAMHは正常に存在するためMüller管由来の女性内性器（子宮，腟上部1/3，卵管）は退縮している．男性ホルモン作用がないために外性器の男性化障害を呈する．

5α-還元酵素欠損症のポイント

- 5α-還元酵素は，*SRD5A2*によってコードされる酵素であり，テストステロンをその10倍のアンドロゲン受容体活性を有するジヒドロステロン（DHT）に変換する役割をはたす．
- DHTは胎児外性器の男性化に必要なため，5α-還元酵素欠損症の46,XY症例では種々の程度で男性化障害が生じる．
- 外性器の男性化障害の程度は幅広く，完全女性型を示すものからマイクロペニスのみのものまでさまざまである．

case 1　社会的性別を女子から男子に変更した5α-還元酵素欠損症の1例

▶ 新生児期における対応

両親の血族婚はなし．近医産婦人科にて妊娠36週で仮死なく出生．女子と戸籍登録された．その後大陰唇内に直径1cm大の腫瘤を認めたため，当院小児内分泌科および泌尿器科に紹介され，精査目的で入院となった．

▶ 診断・検査

外陰部所見：両側大陰唇部の膨瘤あり．内部に約1mLの腫瘤を触知．陰核は軽度肥大していた．腟口を認めた．
腹部超音波：子宮を認めず．
染色体：46,XY．
検査所見：LH 5.3 mIU/mL，FSH 3.9 mIU/mL，テストステロン（T）151.9 ng/dL．
LH-RH負荷試験：LH頂値17.2 mIU/mL，FSH頂値6.8 mIU/mL（月齢的に正常反応）．
染色体の核型が46,XYで女子型の外性器を呈し，T高値であることからアンドロゲン不応症および5α-還元酵素欠損症を疑い，鑑別のため，hCG負荷試験を施行した．
hCG負荷試験：T頂値639.9 ng/dL，ジヒドロテストステロン（DHT）前値21 ng/dL，頂値37 ng/dL，T/DHT比前値7.19，頂値17.96（正常では10以下）．
尿ステロイドプロフィル：尿中5α/5β代謝産物比の低値傾向あり（Ⅰ.❽尿ステロイドプロフィルによる診断参照）．
内視鏡検査では子宮を認めず．大陰唇切開にて肉眼的に精巣様構造物を認めた（図1）．左側の性腺より組織を採取した．

遺伝子検査で*SRD5A2*遺伝子の変異を認めた．

▶治療・経過

入院後，内分泌科，小児科だけでなく子どものこころの診療科も介入し，両親に対する心理面でのフォローを開始した．疾患について両親に説明し，両親から男子への性別変更の希望を確認し，7か月時にDHT軟膏の塗布を開始した．徐々にではあるが，陰茎の増大傾向がみられ，9か月時に女子から男子に戸籍変更を行った．

当初，陰嚢内に触知した精巣が鼠径部に挙上したため，2歳時に経会陰的腟摘除および両側精巣固定術を施行した．その後のDHT軟膏をつづけ陰茎増大を待って尿道下裂修復術を施行した．

▶病理所見

精巣組織を認め，卵巣成分はみられなかった．密な精細管と少量の間質あり．精巣管内にSertoli細胞と精母細胞を認めた(図2)．

▶幼児期・思春期・成人期に向けた包括的医療と養育環境・生活指導

本疾患においてはテストステロンの産生自体には問題がないため，思春期には男性化が進行することが知られており，出生時に女子と診断された患者が思春期に社会的性別を男性に変更する症例が存在する．本症例は性自認が確立する前に社会的性別を女子から男子に変更したが，現在のところ好む遊びなどは男子様であり，今後も男子として生活していくうえで，必要に応じ心理的，外科的介入を行っていく予定である．

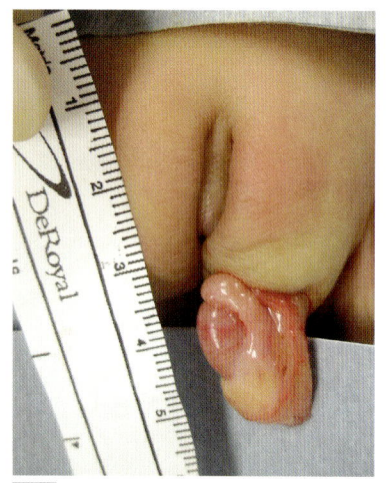

図1 左大陰唇の試験切開：精巣様構造物

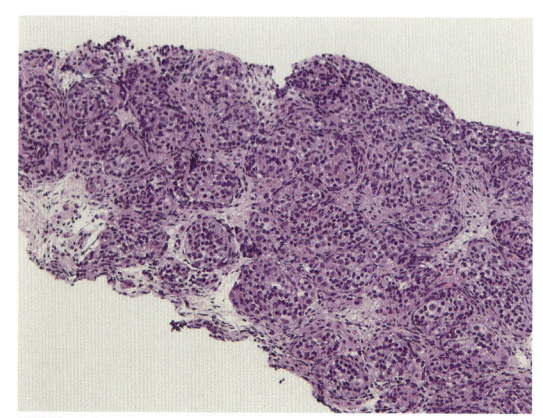

図2 左性腺の病理所見

> **memo** ▶ **本疾患患者の性自認**[1]
>
> 本疾患では思春期にテストステロンが正常に産生されることから，陰茎長の増大，声変わりといった男性化が進行する．出生時に外性器の外観から女子と診断された本疾患患者の約2/3が将来的に男性としての性自認をもつとする報告がある．また本疾患の46,XX女子は一般的な女子としての表現型と正常な思春期発来をみるが，腋毛，陰毛が少ないことが報告されている．

caseのポイント
- 新生児期に大陰唇内の腫瘤に気づき，精査の結果，5α-還元酵素欠損症と診断された46,XY症例.
- 診断としてhCG負荷試験が有用であった．前のT/DHT比は7.19と，基準を満たさなかったので，hCG負荷後で17.96と基準を満たした．
- 本疾患では早期診断が下され，1歳前に戸籍の変更をすませ，男性化手術が施行された．

文献
1) Cheon CK : Practical approach to steroid 5alpha-reductase type2 deficiency. Eur J Pediatr 2011;170:1-8

(池田〔倉川〕佳世)

StAR異常のポイント

- 副腎のすべてのステロイド合成が障害されるため糖質コルチコイド・鉱質コルチコイドの分泌低下により，多くの場合は生後早期から重篤な副腎不全症状を呈する．
- 先天性副腎過形成の1つであるが，新生児マススクリーニングでは17-ヒドロキシプロゲステロン(17OHP)高値を陽性としているため，ステロイド合成経路のより上流が障害される本疾患は通常発見できない．
- 性腺のステロイド合成も障害されるため，46,XY核型のほとんどの症例が女性外性器を有し，養育性を女子とされるDSDの一つである．

case 2　乳児期の副腎不全を契機に診断されたStAR異常の症例

▶新生児期における対応

在胎40週，胎児仮死のため緊急帝王切開で出生．生下時より全身に色素沈着を認めたが，新生児マススクリーニングでは異常を指摘されなかった．また生下時から外陰部外観は完全女性型であり，精査対象とならず女子として養育された．成長・発達ともに順調であった．

▶診断・検査

生後5か月時，発熱後に哺乳力が低下したため受診．活気がなく全身の色素沈着と脱水を認めた．採血検査で低ナトリウム血症と高カリウム血症，代謝性アシドーシスを認め緊急入院となった．電解質，ブドウ糖輸液にて全身状態は改善した．新生児マススクリーニングでの17OHP高値を伴わないこと，G-bandingにて46,XYの核型であったことからStAR異常症が疑われ，本人および両親の遺伝子解析の結果，StAR異常症と診断された．
採血結果：表に示す．
*STAR*遺伝子解析（児）：第7エクソンのコドン258がグルタミンをコードするCAGから終止コドンTAGに置換されるナンセンス変異(Q258X)と，第2エクソンのコドン42にGが挿入されるフレームシフト変異(42insG)との複合ヘテロ接合体であった．

▶治療・経過

副腎不全に対しヒドロコルチゾン(HC)，フルドロコルチゾン(FC)投与を開始した．
1歳時に膀胱鏡検査を施行した．腟は1.5 cmで子宮口は認めず，盲端に終わっていた．性腺は両側とも鼠径管内に存在していた．両側鼠径ヘルニアと同部に性腺が触れることから，両親と話し合いヘルニア根治術の際に摘出した．性腺は肉眼的には両側とも正常大，正常外観の精巣であった．その後はステロイド補充量を調整しながら外来通院中，精神運動発達は正常である．9歳の時点でHC 16.9 mg/m²/日，FC 0.075 mg/日内服中で身長121.7 cm (-1.7 SD).

表 採血結果

Na	122 mEq/L	BE	−12.2
K	7.0 mEq/L	ACTH	2,774 pg/mL
Cl	94 mEq/L	コルチゾール	0.2 μg/dL
BUN	47.7 mg/dL	アルドステロン	33 pg/mL
Cr	0.6 mg/dL	DHEA-S	52 ng/mL
pH	7.25	PRA	33.6 ng/mL/時
HCO$_3^-$	13.8 mEq/L	17OHP	0.1 mg/L

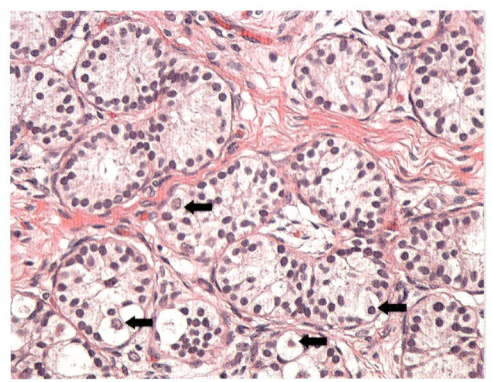

図3 精巣組織像

病理所見（図3）

精巣は白膜に包まれている．精細管は高密度でグループ形成良好な部分と間質が広く疎な部分とが認められる．精細管組織はほぼ年齢相当で，Sertoli細胞，精祖細胞（spermatogonium）（➡）を認める．

幼児期・思春期・成人期に向けた包括的医療と養育環境・生活指導

身体的には，ステロイドホルモンの補充が必要である．糖質コルチコイド・鉱質コルチコイド両方の補充と，必要に応じて食塩も補充する．他の副腎過形成に準じ，小児期には成長障害をきたさず，かつ不足にならないように投与量の調整が必要である．コントロールに難渋する症例ではステロイド投与量が多くなることもあるが，肥満を併発した場合は栄養療法も取り入れる．発熱などのストレス時に補充量を増量することも他の副腎過形成と同様で，養育者と本人へ服薬指導を徹底する．

性ステロイドに関しては，本症例のように46,XYの社会的女子であれば，診断がついた時点で性腺を摘出するか否かの判断となる．性腺の悪性化に関しては不明であるが，完全型アンドロゲン不応症と異なり，思春期まで摘出しないでおく利点はない．鼠径ヘルニアの合併や，鼠径部に腫瘤が触れる場合には，摘出を勧めることになる．思春期年齢には原発性性腺機能低下症に準じて女性ホルモンを補充し，二次性徴を促す．

精神的には，養育者の立場からは，児は出生時から異常なく健全に育ちながら，突然の副腎不全という危機的状況を契機に診断が告げられることになる．女子と疑わずに養育してきながら，染色体・性腺が男性であったという事実は大きな衝撃となりうる．病態説明の際には十分に時間をかけ，混乱をきたさず正確な情報提供ができるよう細心の注意が払われるべきである．

本人への説明は症例ごとに事情は異なるが，生涯のステロイドホルモン補充が必要であること，妊孕性がないことは，児の発達段階にあわせて期を逸さずに伝えていく必要がある．医

療チームと養育者との連携，本人への継続した支援が非常に重要である．

> **memo**
>
> 新生児マススクリーニングでは先天性副腎過形成は17OHP高値を陽性として検出されるため，ステロイド合成経路のより上流が障害される本疾患は，通常発見できない．
> ステロイドの補充投与が必要となるため，副腎不全や成長障害，肥満の出現に注意する．

caseのポイント
- 新生児マススクリーニングでは異常を指摘されなかった，46,XY，StAR異常症例である．
- 生後5か月の発熱後に副腎不全が出現し，精査のうえ，最終的には遺伝子解析で診断された．

(西垣 五月)

Smith-Lemli-Opitz症候群のポイント

- Smith-Lemli-Opitz（SLO）症候群はコレステロールの前駆物質である7-デヒドロコレステロール（7DHC）の還元酵素（reductase）欠損症により生じる先天性コレステロール合成障害である．血中7DHCが上昇しコレステロールが低下する．
- SLO症候群は体重増加不良，精神発達遅滞，小頭症，顔貌異常，第2，3趾の皮膚性合趾，多指症，白内障，光線過敏症などを特徴とする．コレステロールは男性ホルモン，胆汁酸，ビタミンDの前駆物質であり男子で外性器異常を呈する．
- 染色体11q12-13にある*DHCR7*遺伝子変異による常染色体劣性遺伝である．10,000～60,000人に1人の割合で発生する．
- 治療はコレステロールの経口的補充である．小児のコレステロールの所要量は1日30～40 mg/kg/日であるので，患者で50 mg/kg/日以上のコレステロールの摂取が推奨される．軽症例で50～80 mg/kg/日，重症例で150～350 mg/kg/日を卵黄（卵1個当たり約200 mgのコレステロールを含む）やバター，肉などの天然コレステロールや精製コレステロールを用いて補充する．

case 3　外性器異常，精神発達遅滞で紹介された社会的女子のSmith-Lemli-Opitzの1例

▶新生児期における対応

外性器は陰嚢形成が悪くambiguousであり，前医で女子として出生届は出された．性腺を鼠径部に触知，陰茎の発達は悪かった（図4）．腟・子宮は認めなかった．第2，3趾の皮膚性合趾（図5），多指症を認めた．哺乳量が少なく，体重増加不良もあり経管栄養を併用されている．頸定，追視，発語なく，著明な発達遅滞と白内障を認めた．

▶性別判定

著明な精神発達遅滞があり，本人の性別自認が問題にならないであろうこと，すでに女子として育てられていることなどを加味して，女子の選択をそのまま受け入れることとなった．

▶診断・検査

染色体46,XY．血中コレステロール55 mg/dLと低く，10歳時に血漿7DHC値13.6 mg/dLと著明な上昇（正常値0.3～2.0 mg/dL）が判明，他の臨床症状よりSLO症候群と診断した．生後1か月のテストステロンは5.0 ng/dLと低かったが，hCG 3,000 IU/m²の3日間負荷試

験後のテストステロン上昇は4日目131.1 ng/dL，5日目153.6 ng/dLと反応を認め，精巣の存在が示唆された．

▶ 治療・経過

精製コレステロールを100 mg/kg/日分2にて投与開始したところ，血中コレステロールが105 mg/dLまで上昇，それとともに精神発達の改善傾向があった．2歳で女性化外陰部形成術，両側性腺摘出を施行した．12歳から女性ホルモンの補充をエストロゲン（プリマリン®）少量から開始している．

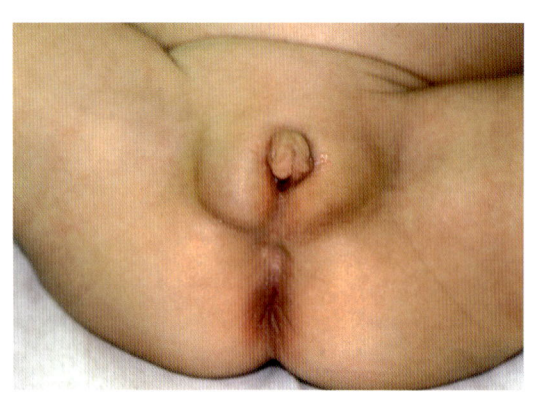

図4 外性器所見

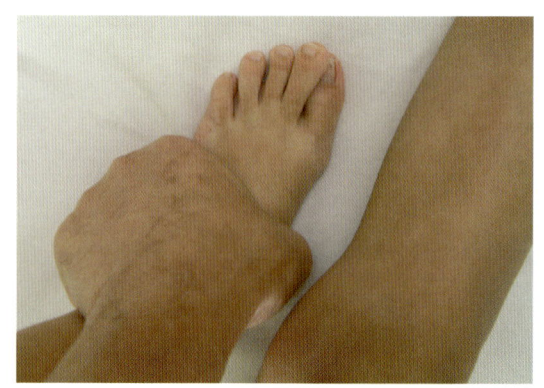

図5 皮膚性合趾

memo ▶ コレステロール合成過程

コレステロールの合成過程を図6に示す．ヒトでは右側の経路（Kandutsch-Russel pathway）が主体であり，7-デヒドロコレステロール還元酵素の遺伝子変異によりコレステロールの合成が低下しSLO症候群を起こす．

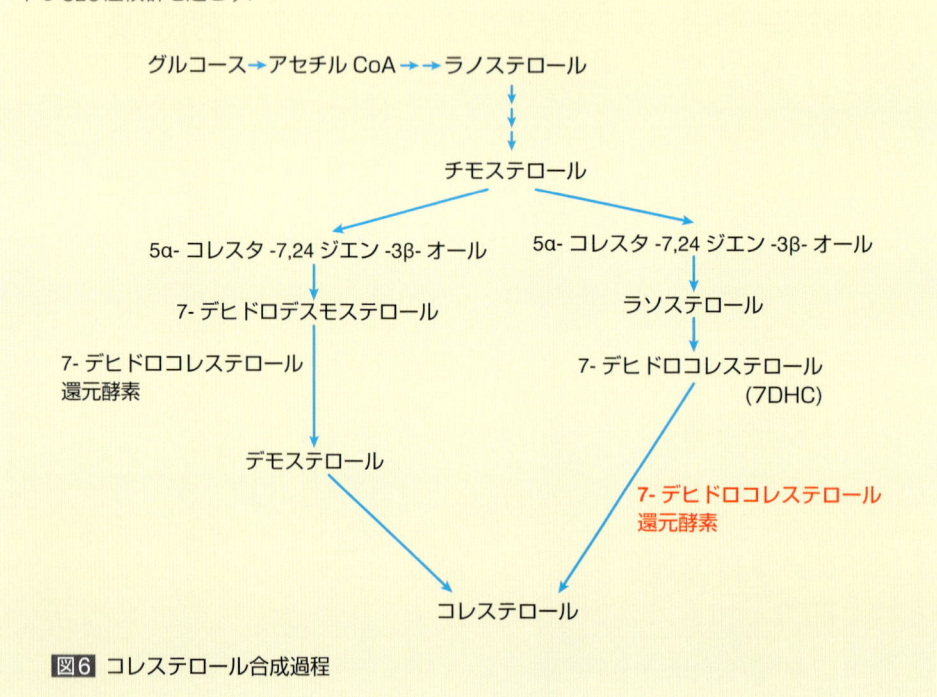

グルコース → アセチルCoA → ラノステロール
↓↓
チモステロール

5α-コレスタ-7,24ジエン-3β-オール　　　　5α-コレスタ-7,24ジエン-3β-オール
↓　　　　　　　　　　　　　　　　　　　　　　　↓
7-デヒドロデスモステロール　　　　　　　　　ラノステロール
↓　　　　　　　　　　　　　　　　　　　　　　　↓
7-デヒドロコレステロール還元酵素　　　　　　7-デヒドロコレステロール (7DHC)
↓　　　　　　　　　　　　　　　　　　　　　　　↓
デスモステロール　　　　　　　　　　　　　　7-デヒドロコレステロール還元酵素
　　　　　　　　↘　　　　　　↙
　　　　　　　コレステロール

図6 コレステロール合成過程

caseのポイント

- 発達遅滞があり独歩は不可，常時失禁常時おむつの状態である．全介助で食事摂取している状況で診断確定に時間を要した．
- 性分化疾患のうち46,XY DSDにおいて，SLO症候群鑑別のためにコレステロールの測定は診断の最初にされるべきであり，その補充は発達の改善にも有効と思われる．
- 第2，3趾の皮膚性合趾が診断の手がかりになる．

（位田 忍）

2 46,XY性分化疾患（46,XY DSD）：Bアンドロゲン合成障害・作用異常

2. アンドロゲン不応症

- アンドロゲン受容体異常によりアンドロゲン作用が障害される受容体異常症である．染色体は46,XYであるが，外性器は完全女性型から不完全男性型（ambiguous genitalia）を呈する．
- 完全にアンドロゲン作用が障害される完全型アンドロゲン不応症（CAIS）とアンドロゲン作用が部分的に障害される部分型アンドロゲン不応症（PAIS）に大別される．
- 原因は遺伝子異常とされており，多数の責任遺伝子が同定されている（http://androgendb.mcgill.ca/AR23C）．いずれもX染色体長腕上に存在する．性染色体XYのみ発症する．突然変異も多い．
- Y染色体が存在するため，精巣が分化しアンドロゲンを産生する．卵巣は存在しない．
- CAISではアンドロゲン作用が生じないため，Wolff管から男性内性器が分化しない．一方，AMHは正常に分泌されるため，Müller管構造は退縮するため，子宮が分化していない．

case 1 鼠径部腫瘤を契機に新生児期に診断に至った完全型アンドロゲン不応症の症例

完全型アンドロゲン不応症（complete androgen insensitivity syndrome：CAIS）は完全女性型外性器を有して出生するため，疾患に気づかれず女子として養育され無月経を主訴に診断に至ることが多いが，本症例では新生児期に診断に至った．

▶ 新生児期における対応

妊娠経過に異常なく，在胎40週で出生し，女子と告げられた．退院後，家族が鼠径部に腫瘤があることに気づき近医を受診したところ，腫瘤が「精巣様」であったため当院を紹介された．当初から小児内分泌科医，小児泌尿器科医を中心とした判別判定会議が招集され診療を開始した．

▶ 診断・検査

外陰部は完全な女性型で陰核肥大は認めなかった（図1, 2）．腹部超音波では子宮を認めず，鼠径部の腫瘤は精巣様であった．染色体検査は46,XYでFISH-Y陽性であった．その他，血液検査データを表1に示す．日齢20に膀胱鏡および両側性腺生検を行った．腟は短く子宮口は存在しなかった．性腺の外見は精巣で生検結果でも精巣組織を認めた．テストステロンの低下を待って，2か月時にhCG試験を行った（表2）．テストステロン（T）上昇を認め，T/DHT比3であり，5α-還元酵素欠損症は否定された．これら所見よりCAISと診断した．

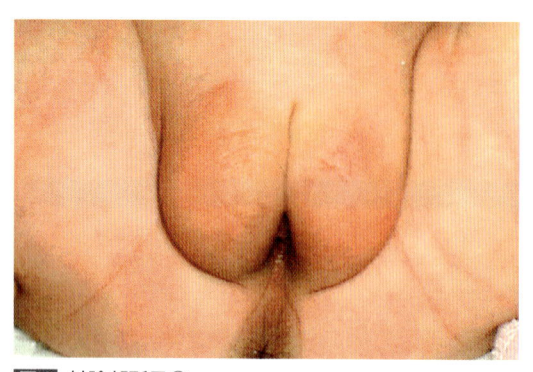

図1 外陰部所見①

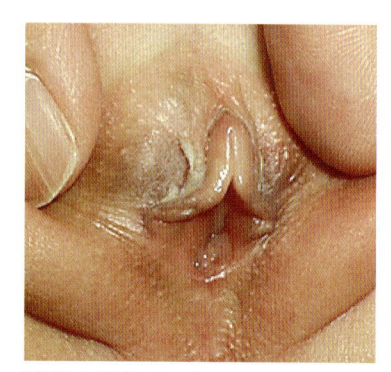

図2 外陰部所見②

▶ 治療・経過

小児内分泌科医，小児泌尿器科医より両親へ病名の告知を行った．男性ホルモンに対する反応の異常であり男性化の見込みはないこと，いずれ性腺の摘出が必要となること，思春期以降に女性ホルモンの補充が必要となること，などを説明した．両親は女子として養育することに理解を示され，4か月時にヘルニア根治術とあわせて性腺摘出を行った．性腺の組織所見では密な精細管がみられ，内部にSertoli細胞および精祖細胞を認めた．形態的にはほぼ年齢相当の精巣組織であった(図3)．成長発達は良好で，女の子らしい成長がみられている．遺伝子検索については両親との話し合いの結果，施行しなかった．ホルモン補充療法はTurner症候群のホルモン補充療法を参考に，身長140 cmとなった11歳時にエストロゲンを少量から開始した．本人への病名告知については主治医と家族が話し合いを重ねた．「ヘルニアの手術時に性腺のがん化の可能性があったので摘出した．そのため妊娠はできないし，ホルモンの薬をずっと飲まないといけない」と，周囲の生理開始時期にあわせて，12歳時に両親から本人へ説明し，その後主治医は，補足説明を行った．説明後，患児に大きな動揺はみられなかったが，今後も心理士と継続的なかかわりをもつ予定である．

▶ 幼児期・思春期・成人期に向けた包括的医療と養育環境・生活指導

染色体は46,XYであるが，戸籍上の性および性自認は女性であり，今後とも女性として養育される．

性腺摘出がすでに行われているため，テストステロンから変換されるエストロゲンによる二次性徴は期待できない．思春期発来と女性機能維持，骨粗鬆症予防のため，思春期開始年齢からエストロゲン補充が必要となる．

Y染色体をもちながら戸籍上の性および性自認は女性であることから，病名告知は，主治医だけでなく臨床心理士や児童精神科医があらかじめ介入し信頼関係を気づいたうえで慎重に

表1 日齢10での採血

T	114 ng/dL
DHT	36 ng/dL
T/DHT	3.1 < 10
ACTH	39.2 pg/mL
17OHP	2.7 ng/mL
LH	12.0 mIU/mL
FSH	5.3 mIU/mL

表2 hCG試験

	T	DHT	T/DHT比
前	80 ng/dL	25 ng/dL	3.2
4日目	250 ng/dL	78 ng/dL	3.3
5日目	276 ng/dL	86 ng/dL	3.1

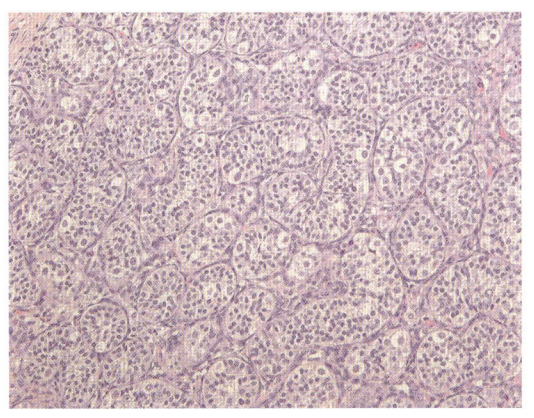

図3 完全型アンドロゲン不応症の精巣組織所見

行われるべきである．誰がどのような時期に告知するかは，医療者と両親の間で密に相談する必要があるが，時期としてはエストロゲン補充開始時期頃から段階的に説明できると考えている．病態や不妊，今後の生活などを，時間をかけて説明していくことにしている．

腟長によっては腟形成術による形成が必要となる．病名告知後に本人と相談しながら手術時期を検討する（**column**参照）．

> **memo**
>
> 思春期以前では，精巣が悪性化するリスクは低いことと，精巣から分泌されたテストステロンはアロマターゼの作用により末梢でエストロゲンに変換され二次性徴を起こすことから，精巣摘出時期については思春期以降に検討されることが主流となっている．また，鼠径ヘルニア合併症例であっても精巣を温存した症例も報告されている．

caseのポイント
- 外性器は疑いもなく女性型であったが，家族により鼠径部腫瘤に気づかれ，診断のきっかけとなったCAIS症例である．
- 乳児期の鼠経ヘルニア手術の際に，両側性腺（精巣）は摘出された．本疾患における性腺摘除の時期についてのガイドラインはなく，施行にあたっては両親と時間をかけて十分に話し合った．
- 病名の告知を行った症例で，DSDサポートチームでフォローを行っている．

（又吉 慶）

CAIS症例の腟に対する処置 *column*

腟に対する処置の必要性，その方法についても意見が分かれている．施行時期は，本人に対する染色体も含めた疾患，病態の告知と，心理的サポートが落ち着いた青年期からはじめるのがよいと考える．われわれの施設では高校卒業後を一応の目安にしているが，本人の意思を尊重すべきであることは無論である．

先ずは腟拡張法（vaginal dilation）で，これは適当な太さと長さのダイレーターを用いて，毎日，数か月かけて徐々に奥行きと太さを大きくする方法である．しかし，この方法では数か月から数年という長い期間が必要であり，途中で中止する患者も少なくない．性交渉に十分な腟の大きさが得られ，実際の性行為がはじまれば，拡張法は不要になる．この方法が成功する鍵となるのは，本人の意思であるが，CAISではテストステロンの作用が働かないため，libidoに欠けることが多い，との指摘もある．

拡張術で不成功の場合には，消化管を用いた造腟術が施行される．S状結腸が用いられることが多い．

（島田 憲次）

case 2　生後1か月にhCG負荷試験にて診断された部分型アンドロゲン不応症の症例

▶ 新生児期における対応

出生時診察で外性器異常を指摘された日齢0の小児．小児内分泌科および小児泌尿器科へ紹介され，性別判定会議を開いた．新生児科医より両親へ，外性器の発達が未熟であるため性別を判定するための検査を行うことを説明した．日齢12に検査結果を両親および両祖父母へ説明し，日齢14に男子として出生届が提出された．

▶ 診断・検査

外性器(図4, 5)は陰核もしくはマイクロペニス様で，二分陰嚢を呈していた．性腺は陰嚢内に両側触知し，開口部は会陰部に1か所であった．色素沈着はなかった．
まず血液検査で低血糖や電解質異常がないことを確認し，LH，FSH，テストステロン，ACTH，コルチゾール，濾紙血17OHP，抗Müller管ホルモン(AMH)検査を提出した．また染色体検査については，FISH-Y染色体，*SRY*，G-bandingを提出した．内性器の評価のため腹部超音波を施行し，明らかな子宮構造を認めないこと，陰嚢内に精巣様構造を認めること，副腎に異常がないことを確認した後，鑑別診断を順次行った．性腺が触知されること，Müller管由来構造物がないこと，17OHPが正常であること，染色体が46,XYであり，さらにテストステロン高値であることから，5α-還元酵素欠損症あるいはアンドロゲン不応症と考えられた．その鑑別のため生後1か月時にhCG負荷試験を施行した(表3)．負荷試験前後の尿中ステロイド分析結果から5α-還元酵素欠損症は否定的であり，また外性器が中間型であることから部分型アンドロゲン不応症と考えられた．検査結果を表4に示す．

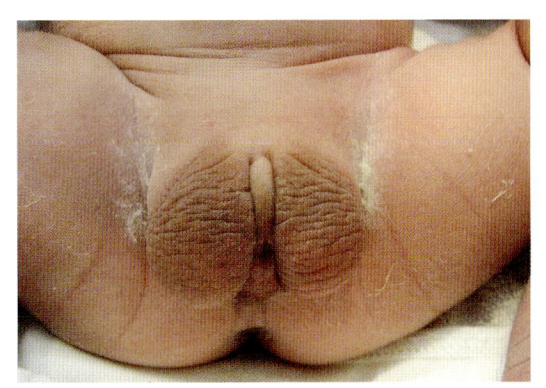

図4　外性器①

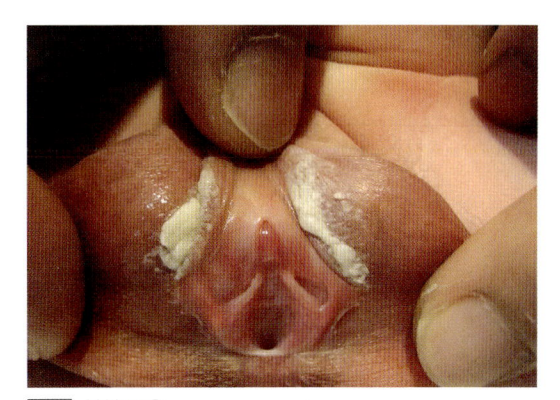

図5　外性器②

表3　hCG試験

	T	DHT	T/DHT比
前	105 ng/dL	13.1 ng/dL	8.1
4日目	378 ng/dL	47.2 ng/dL	8.0
5日目	333 ng/dL	42.7 ng/dL	7.8

表4　検査結果

LH	0.2>
FSH	1.0>
T	416.6 ng/dL
ACTH	18.7 pg/mL
コルチゾール	38.5 g/dL
濾紙血17OHP	16.2 ng/mL
AMH	220 ng/mL
染色体	46,XY
(100/100) *SRY*	+

▶ **治療・経過**

小児内分泌科，小児泌尿器科，子どものこころの診療科で外来フォローしている．生後6か月より3か月間DHT軟膏による陰茎の発達を促したのち（陰茎長3.0〜3.5 cm），1歳1か月時に尿道下裂修復術を施行した．

> **memo**
>
> 部分型アンドロゲン不応症の精巣は陰嚢内にあっても悪性化は中リスクであり，慎重なフォローを要する．

caseのポイント

- 性別に関しては男子の要素が多く判定には苦慮しなかったが，鑑別診断に負荷試験の追加を要した．
- 精巣の存在があり，十分な男性ホルモンの分泌があるにもかかわらず，外性器の男性化が不十分であることから，部分型アンドロゲン不応症を疑っている．今後の検索で病名が確定されていく可能性を残す．

（中尾 紀恵）

② 46,XY性分化疾患（46,XY DSD）：Ｂ アンドロゲン合成障害・作用異常

3. LH受容体異常（Leydig細胞無形成・低形成）

- Leydig細胞無形成・低形成（LCH）は，Berthezeneらが1976年に最初に報告した低男性化をきたす疾患で，100万に1人と非常にまれである．性染色体は46,XYで，常染色体劣性遺伝の遺伝形式をとる．
- *LHCGR*（luteinizing hormone/choriogonadotropin receptor）遺伝子の不活性化突然変異によって起こる．*LHCGR*遺伝子が機能しないことで男子としての身体的精神的発育を阻害する．
- この疾患の外陰部はさまざまで，在胎12週までにテストステロンの曝露がなければ，外陰部は完全に女性化する．少量のテストステロンが産生されれば，尿道下裂となる．
- 養育の性は入手できるすべての情報に基づいて，患者ごとに個別に評価し選択すべきである．どちらの性を選択しても継続的な治療が必要で，学童期に達すると心理的なサポートを提供する必要がある．

case 1　LHとテストステロンが低値を示したambiguous genitaliaの男子例

▶ 新生児期における対応

40週，体重2,760 g，産院で出生．妊娠および出産は異常なし．出生時より性別判定が難しいため性染色体検査が行われた．46,XYであったため，1か月時に男子として出生届が出された．しかし外陰部が，ambiguous genitaliaであったため，2か月時に紹介となった（**図1**）．

▶ 診断・検査

身体所見：伸展陰茎長0.4 cmとマイクロペニスの状態．性腺は両側とも鼠径部に触知．
血液検査所見を**表**に示す．
LH-RH負荷試験：LH 0.5 mIU/mL → 12.1 mIU/mL，FSH 11.1 mIU/mL → 41.4 mIU/mL（正常）．
hCG負荷試験：（hCG 500単位×3日間）テストステロン5 ng/dL → 5 ng/dL（陰性）．
内視鏡検査：尿道口は陰茎根部に存在し，陰茎陰嚢部尿道下裂の状態であった．小さい男性

表　血液検査所見

血液電解質	Na	139 mEq/L
	K	4.8 mEq/L
	Cl	109 mEq/L
	17OHP	0.5 ng/mL
	LH	3.9 mIU/mL
	FSH	57.6 mIU/mL ↑
	テストステロン	5 ng/dL
	SRY	陽性

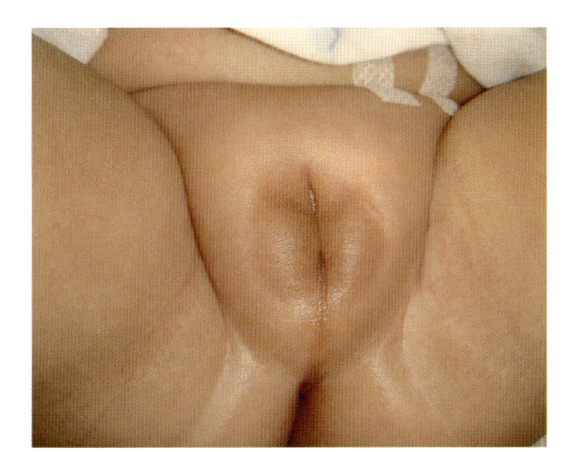

図1　初診時の外陰部
陰茎は非常に小さくマイクロペニスの状態である．陰嚢は平坦で陰唇様であるが，正中で癒合している．性腺は鼠径部に触知した

腔を認めるものの子宮は認めなかった．
両側性腺生検：性腺は鼠径部に存在し，肉眼所見から正常な白膜を有する精巣（右 12 × 8 × 7 mm，左 11 × 6 × 6 mm）と考えられた（図2）．
性腺生検で精細管は認めるものの，Leydig細胞を認めないこと，hCG負荷試験で陰性であることよりLeydig細胞無形成・低形成（Leydig cell hypoplasia：LCH）と診断された．

▶ 治療・経過

確定診断後，家族は引き続き男子としての養育を希望した．テストステロン製剤（エナルモンデポー® 25 mg）を月1回投与し，陰茎サイズが大きくなったところで（図3），停留精巣固定術および尿道下裂修復術を行った．5歳現在，精巣・陰茎は年齢相当の大きさで，立位排尿が可能である．LHは低値で不変であるが，FSHは 8 〜 9 mIU / mLと低下している．

▶ 病理所見

精細管内に精母細胞，Sertoli細胞を認めたが，間質でのLeydig細胞は認めなかった（図4）．

▶ 幼児期・思春期・成人期に向けた包括的医療と養育環境・生活指導

男子として養育した場合，尿道下裂修復術前にテストステロン製剤を 15 〜 25 mg / 月を 3 〜

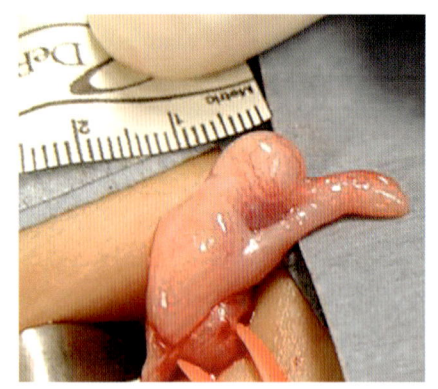

図2　性腺生検：左性腺

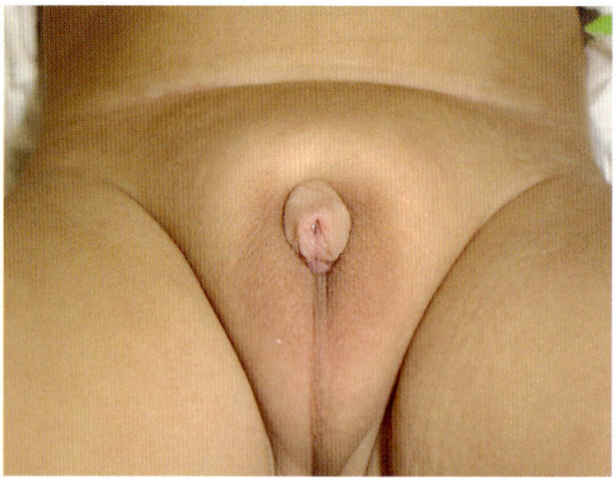

図3　テストステロン製剤（エナルモンデポー® 25mg）月 1 回筋注を 3 回施行後の外陰部
陰茎の増大がみられる

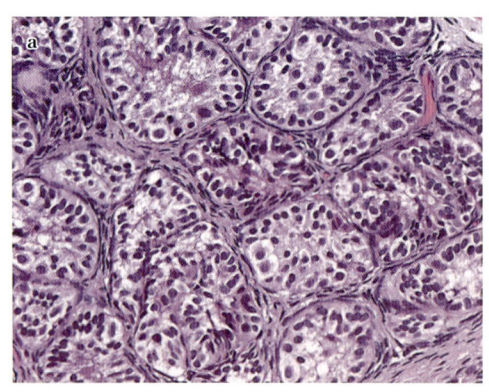

図4　性腺生検（病理結果）
a：右性腺，b：左性腺
精細管は年齢に比べて管腔が拡張，精母細胞が多数みられ，Sertoli細胞は類円形で分化傾向に乏しい．間質でのLeydig細胞の増生はみられない

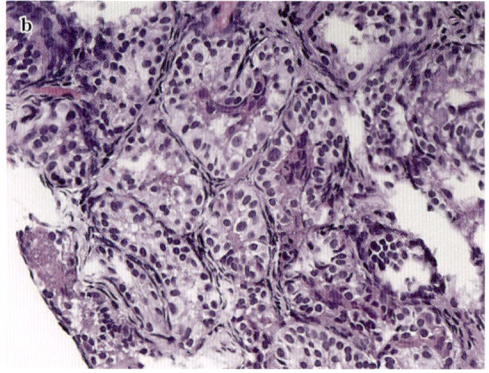

5回投与し，陰茎を大きくしておく．尿道下裂と停留精巣の手術が必要になる．

思春期頃には，骨年齢をみながらテストステロン製剤にて思春期を誘発させる．以降，テストステロン製剤の投与が必要になる．

女子として養育した場合，停留精巣摘除術を行う．腟口は浅く，思春期時に段階をふんだ腟拡張や造腟術が必要である．思春期頃から二次性徴を発来させるため，女性ホルモンの投与が必要になる．

memo ▶ 1. LCHの分類

Toledoらは1992年にLCHを2つのタイプに分類した（http://www.omim.org/cntry/238320）．
① Type 1：*LHCGR*の完全な不活性化によって起こる重症例．外陰部は完全女性型で，通常女子として養育され，思春期に原発性無月経の精査で判明する．乳房の発達はみられず，腟は短い．
② Type 2：*LHCGR*の不完全な不活性化によって起こる軽症例．外陰部はambiguous genitaliaを呈し，新生児期に精査を必要とする．表現型は，正常女性に近いものからマイクロペニスの男性型までバラエティに富み，表現型は広いスペクトラムを呈する．

memo ▶ 2. 検査

血液検査：①思春期以降で，血清テストステロン低値，LH高値，FSH正常－高値
　　　　　②幼少期で，血清テストステロン低値，LH正常，FSH正常－高値
LH-RH試験は正常，hCG負荷試験は陰性．
正常のSertoli細胞から，AMHは分泌されるので，Müller管構造物は退縮している．

caseのポイント

- 本症例のように，精管や精巣上体が存在するのは（図2），胎児期に部分的，一時的にLeydig細胞が機能していた結果である．精巣は通常，鼠径部や陰唇内に触知し，停留精巣を呈する．精巣の病理組織は，精細管内に精母細胞，Sertoli細胞がみられるが，Leydig細胞はみられない（図4）．

（上仁 数義）

3 46,XX性分化疾患（46,XX DSD）：A 性腺（卵巣）分化異常

1. 46,XX male
(46,XX testicular disorders of sex development)

- 46,XX male は性染色体 XX の遺伝的女子に精巣が分化した状態で，46,XX testicular DSD に分類される．
- 有病率は男性20,000人に1人である．
- 約80％は精巣決定遺伝子である *SRY* を含む Y 染色体の X 染色体への転座による．家族性はなく通常 *de novo* である．FISH 法で *SRY* 遺伝子が X 染色体上に検出されるが，FISH 法で検出されない場合はより感度の高い PCR 法で確認を行う．
- *SRY* 陽性46,XX male では，出生時には外性器異常がなく，男性不妊などで思春期以後に気づかれることがほとんどであるが，一部，停留精巣や尿道下裂を伴う例がある．思春期に陰毛や陰茎の大きさは正常であるが，精巣は小さく，無精子症による不妊をきたすことが特徴である．通常より低身長であり，女性化乳房をきたすことがある．
- 残りの約20％は *SRY* 陰性46,XX male で，尿道下裂を伴うことが多い．この場合の遺伝性は知られていないが，血縁内に同疾患や卵精巣性 DSD を認めることが報告されている．常染色体劣性の可能性が指摘されている．
- 性自認は男性である．
- 通常，高ゴナドトロピン性性腺機能低下症をきたす．GnRH 刺激では正常反応を示し，視床下部－下垂体系には問題はない．

case 1　尿道下裂で紹介された *SRY* 陰性46,XX male の症例

▶新生児期における対応

在胎38週4日，出生体重2,856 g．妊娠中，母に薬剤投与の既往はない．陰茎陰嚢移行部型尿道下裂を認めたため，日齢5日目に当センターへ紹介された．両側陰嚢内に小さな精巣と思われるものを触知した．その他の外表奇形は認めなかった．社会的な性は男性を選択されたが，その後の末梢血リンパ球による染色体検査の結果46,XX の核型であった．

▶診断・検査

生後7か月時にhCG 負荷試験を行った．hCG 負荷試験では，負荷後テストステロン値271 ng/dL と反応良好であった．生化学的な評価では精巣成分のみで卵巣成分はみられないと思われた．LH-RH 負荷試験では，反応は正常であった．9か月時に性腺生検を行い，精巣成分のみで卵巣成分は認めなかった．白血球 DNA サザンブロット法で *SRY* は陰性であった．

▶治療・経過

陰茎は十分な大きさがなかったため，テストステロン軟膏処置を加え，3歳を過ぎて尿道下裂修復術を施行した．その後の排尿は良好である．思春期開始は13歳，最終身長は172 cm と低身長は認めていない．両側精巣は小さく，陰茎はやや小さいが勃起や射精に問題はない．LH 55.4 mIU/mL，FSH 22.0 mIU/mL とゴナドトロピン値は高値で，血清テストステロン233.9 ng/dL と，テストステロン値はやや低めである．

▶病理所見

精細管はおおむね密で，精細管の内部には Sertoli 細胞および精祖細胞（図1）を認める．形態的にはほぼ年齢相当の精巣組織である．

▶ **幼児期・思春期・成人期に向けた包括的医療と養育環境・生活指導**

*SRY*陽性46,XX maleの場合，外性器異常を呈さないことが多く，男性不妊で気づかれることが多い．染色体が46,XXであること，Y染色体がないために精子形成が障害され不妊であるという事実を伝える際は，精神的サポートが必要である．

ambiguous genitaliaで気づかれた場合は，外性器や脳の性分化は男性であり，社会的性の選択に悩むことは少ない．*SRY*陰性であることが多い．思春期にテストステロン不足による身体的特徴を呈することがあり，テストステロン補充が必要となることがある．

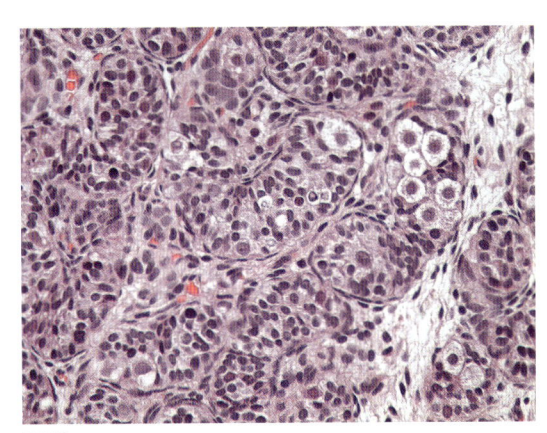

図1 精巣病理所見

> **memo**
>
> 手掌手背の過角化，扁平上皮がんを特徴とする症候群として生じる例がある．*RSPO1*遺伝子の変異による．
> *SRY*陰性46,XX maleで，*SRY*陰性であるにもかかわらず男性化をきたす原因として，*SRY*や精巣決定因子を抑制するなんらかの因子が働いている可能性が示唆されているが，はっきりしたことはまだわかっていない．

case の ポイント
- 本症例は，尿道下裂で発見された*SRY*陰性46,XX maleである．
- 二次性徴は正常に経過したが，16歳の時点でゴナドトロピン値は高値，テストステロン値はやや低値であり，妊孕性については不明である．

（小泉美紀子 / 位田 忍）

3 46,XX性分化疾患(46,XX DSD):Bアンドロゲン過剰

1. 先天性副腎過形成(21-水酸化酵素欠損症)

- 21-水酸化酵素欠損症は先天性副腎過形成症の90%以上を占める．常染色体性劣性遺伝を示し，発症頻度は約20,000人に1人と高く，1989年より新生児マススクリーニングが行われている．
- 46,XX DSDを示す代表的疾患である．
- 臨床的に塩喪矢型，単純男性型，非古典型に分けられる．
- 副腎の21-水酸化酵素(P450 c21)をコードするチトクロームP450c21遺伝子の異常によって，17-ヒドロキシプロゲステロン(17OHP)，あるいはプロゲステロンからそれぞれ11-デオキシコルチゾール，デオキシコルチコステロン の合成が障害される．その結果，副腎でのコルチゾールおよびアルドステロンの産生が欠損，もしくは低下する．一方で17OHPは蓄積し，これがテストステロンに代謝され，過剰な副腎アンドロゲンが分泌される(memo参照)．この過剰な副腎アンドロゲンによって，女子では外陰部の男性化が起こる．一方，男子では外陰部は正常であるが，成長促進や早期の男性化を起こす．
- 本疾患による女子の外性器の男性化の程度はさまざまで，陰核肥大のみの場合から完全男性型まである(memo参照)[1]．
- コルチゾール不足のためネガティブフィードバックにより下垂体からACTHが過剰に分泌され，外陰部，乳首，皮膚の色素沈着を認める．この色素沈着に加えて性腺を陰嚢(陰唇)部や鼠径部に触知せず，超音波検査で子宮と肥大した副腎を同定できれば本疾患が強く疑われる．

case 1　外性器異常と色素沈着が治療により改善した症例

正期産，自然分娩にて仮死なく出生．女子としては陰核が大きいが男子としては外性器がおかしいと説明され，性別がはっきりしないということで日齢2に当センター紹介となった．

▶ **新生児期における対応**

全身状態は良好であったが著明な外陰部の色素沈着を認めた．陰核あるいは陰茎は大きく，外尿道口は陰嚢部にあり，腟口は不明．性腺は外陰部から鼠径部に触知せず(図1，2)．

▶ **診断・検査**

低血糖，電解質異常は認めず．
濾紙血で17OHP 主 90.0 mg/L 以上，副 99.0 mg/L 以上，ACTH 194.0 pg/mL，コルチゾール 11.1 μg/dL，エストラジオール 30.2 pg/mL，テストステロン 2557.2 ng/dL，DHEA-S 6,949 ng/mL，アルドステロン 49.7 ng/dL，活性型レニン 33.6 pg/mL．
染色体46,XX，FISH-Y すべての細胞で陰性．
腹部超音波にて子宮を認めたが卵巣は同定できず．両側に腫大した副腎を認めた(図3，4)．

▶ **治療・経過**

臨床所見と超音波所見から先天性副腎過形成が強く疑われた．入院翌日に提出した17OHPの異常高値が判明したため，ヒドロコルチゾン(コートリル®)30 mg/日分3による治療を開始した．その後ほぼ1週間ごとにコートリル®を20 mg分3，15 mg分3に減量．この段階で，Na 129 mg/dL，K 6.8 mg/dLと電解質異常が出現したためフルドロコルチゾン(フロリネフ®)0.025 mg分3と塩化ナトリウム 1 g分3を追加した．さらに1週間後にコートリル® 12 mg分3，フロリネフ® 0.04 mg分3として退院．2か月時には陰核腫大は改善しており(図5)，陰核形成術は施行せず，1歳時に腟口形成術だけ行った．

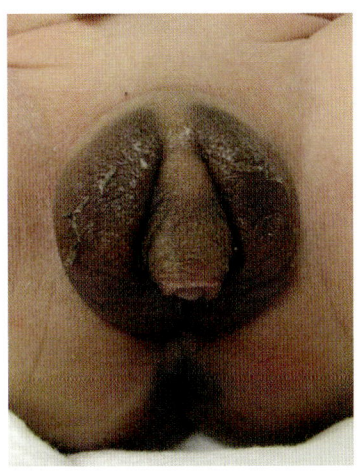

図1 日齢2の外性器
陰茎, あるいは陰核は腫大しており, 陰唇や肛門の色素沈着が著しい

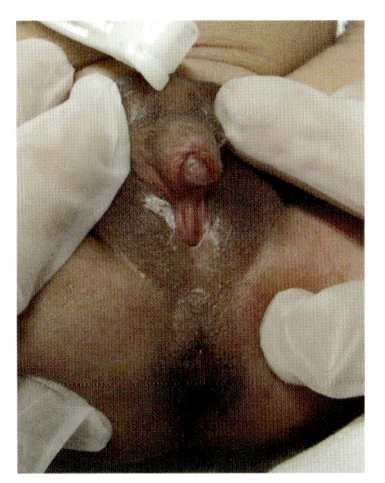

図2 日齢2の外性器
外尿道口は陰嚢部にあり, 腟口は不明

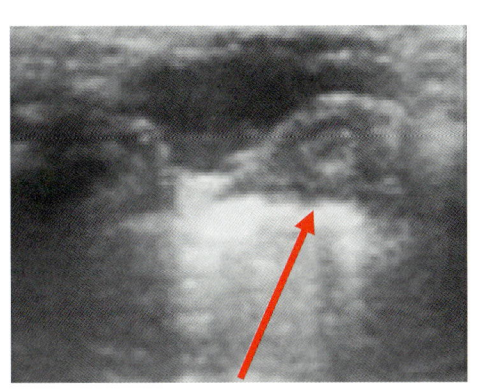

図3 日齢2の内性器超音波
膀胱の背側に子宮が描出されている

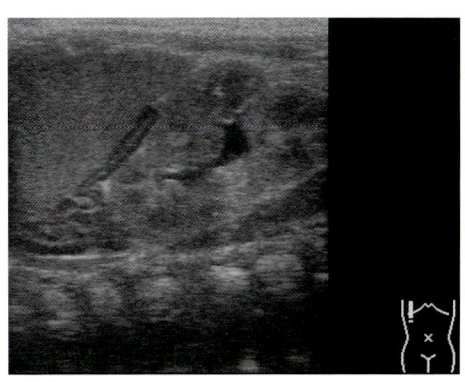

図4 日齢2の副腎超音波
肝臓に接して腫大した副腎が脳回状に描出されている

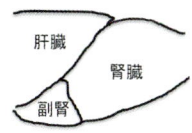

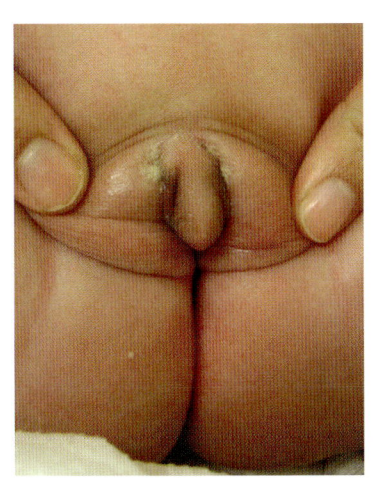

肝臓
腎臓
副腎

図5 生後2か月時の外性器
陰核腫大, 色素沈着のいずれも非常に改善している

memo 1. ステロイド合成酵素と代謝経路(図6)

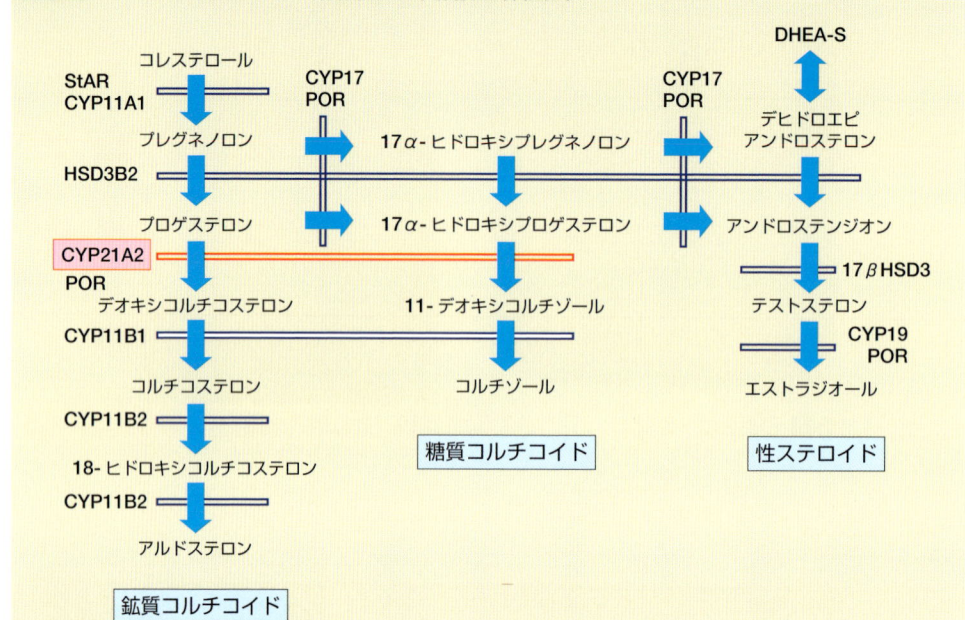

図6 ステロイド合成酵素と代謝経路
StAR: steroidgenic acute regulatory protein, POR; p450 オキシドリダクターゼ, 17βHSD3; 17β-ヒドロキシステロイド脱水素酵素

memo 2. Prader分類(図7)[1]

Prader分類とは，尿道と腟の合流部がどこにあるか，それに伴った尿道口の位置と陰核の大きさによる分類である．

Ⅰ型　：陰核肥大のみ．尿道と腟は前庭部に別々に開口
Ⅱ型　：尿道と腟との合流部は前庭部，陰核肥大は軽度
Ⅲ型　：尿道と腟は括約筋部より遠位で合流．尿生殖洞開口部は陰核下端．したがって外陰部への開口部は1個である
Ⅳ型　：尿道と腟は括約筋部，あるいはそれよりより近位で合流．尿生殖洞開口部は陰核の中部
Ⅴ型　：腟は本来の男子尿道精阜部に開口．尿生殖洞は陰核亀頭部に開口，完全な陰茎様

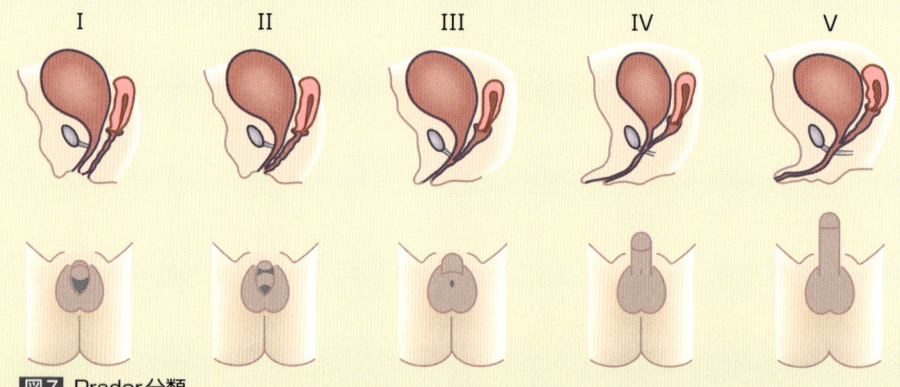

図7 Prader分類
〔Bouvattier C:Disorders of Sex Development:Endorine Aspects.In:Gearhart JG, et al.(eds), Pediatric Urology. 2nd ed,Saunders,Philadelphia,2009;466，より一部改変〕

memo ▶ **3．治療**

治療開始時には腫大した副腎をしっかり抑制するため，コルチゾールを体表面積あたり100～200 mg／日の多量とし，分3（約8時間ごと）で経口投与する．1～2週ごとに減量し，約4週後に維持量にもっていく．血中のNaが下がるようであればフロリネフ® 0.025～0.05 mg／日を分2～3で経口投与する．母乳や育児用粉ミルクが栄養の主体の時期はNa摂取が少ないので食塩（NaCl）を体重1 kgあたり0.1～0.2 g／日併用する．

caseの ポイント

- 色素沈着を伴う外性器異常の場合，先天性副腎過形成が強く疑われる．超音波で副腎の腫大があれば内分泌検査の結果がそろっていなくてもコートリル®の補充療法を開始してよい．
- 本症例のように治療によって副腎アンドロゲンの過剰が解消すると，外陰部の色素沈着や陰核腫大は改善する．陰核の大きさは通常の女性でも個人差があり，当センターではできるだけ陰核に対する外科的処置は行わずに経過をみるようにしている．

文献

1) Bouvattier C:Disorders of Sex Development:Endorine Aspects.In:Gearhart JG, et al.（eds），Pediatric Urology. 2nd ed,Saunders,Philadelphia,2009;466

（惠谷 ゆり）

21-水酸化酵素欠損症 — 看護アプローチ *column*

　21-水酸化酵素欠損症は，性分化疾患（disorders of sex development：DSD）の1つである先天性副腎過形成（congenital adrenal hyperplasia：CAH）の中でもっとも頻度が高く，DSDの看護介入数としてももっとも多い疾患である．この疾患をもつ子どもと親が抱く問題は多様かつ複雑であり，出生直後は性別判定や外性器に対する外科的な治療，その後も遺伝的側面，性自認，二次性徴や出産など，長期にわたり不安や心配が尽きない．

　当センターでは多職種によるチームで診療にあたっており，看護師は子どもや親の悩みや不安を時間をかけて聴きとり，疾患や治療の理解や成長発達に即した心理および教育的な支援を中心にかかわっている．子どもや親は相談できる場所や対象がかぎられた状況におかれていることも多いため，看護師のこの取り組みを「心強い」と喜ばれ，「今まで誰にも話せなかった」と涙されることも多く，看護師の介入する意義の大きさを実感している．

　21-水酸化酵素欠損をもつ子どもと親への看護師の役割として，1つ目は子どもや家族の前向きな適応を目指し寄り添い支えていくこと，2つ目としてはチーム医療の中で役割を発揮すること，である．具体的な支援内容は，①子どもと親の思いの聴きとり，②子どもや親の悩みや疑問に助言する，③医師と親と連携し子どもが病気を理解し受けとめられるように取り組む，である（図）．

① 子どもと親の思いの聴きとり
　親に対しては受診時ごとに面談を行う．子どもに対しては自己認識の高まる小学4年生くらいより看護師と2人で話す時間を設ける．これは，子どもが本当の思いを表出しやすい環境を準備することと，思春期以降への継続支援に向けて看護師との関係性を築く基礎づくりを目的としている．

② 子どもや親の悩みや疑問に助言する
　子どもが幼少の時期は親への支援が中心となる．将来，子どもが病気を理解し受けとめていくためには親の病気の理解と受け入れが非常に重要な鍵となる．そのため親に対しては，不安や疑問への対応や子どもや周囲への説明方法をともに考え助言していく．また，希望時は親子双方へ電話やメールでの対応も行っている．

③ 医師と親と連携し子どもが病気を理解し受けとめられるように取り組む
　できるだけ医師の診察には同席し，治療方針や子どもと親の病気の受けとめを把握し適切な助言や支援に役立てている．また，子どもの年齢や発達段階に応じて病気や治療の説明が行えるように，多職種のチームで検討し調整役を担っている．親が参画する視点も大切にしながら看護師は子どもに寄り添う立場を第一と考え支援している．子どもに対しては本人の知りたい事柄や時期を尊重し，病気をもつ自分を受け入れて，内服管理や受診行動といった継続した自己管理が育まれることを目指している．

　このように，看護アプローチとしては子どもや親と対話する機会を重ねることで彼らが自分を自由に表現できる相手となりうるよう援助関係を形成しながら，彼らが病気を理解し受容できることを目標に取り組んでいる．その対話の中で親から同じような疾患をもつ家族の話を聞きたいとの希望が多くみられたため，看護師が事務局となり2012年より当センター主催の「CAHの患者・家族会」を発足させた．会の目的は，①患者・家族が正しい情報を得る，②患者・家族たちの交流する機会をつくる，③ピアサポートの形成，としている．ゆくゆくは患者・家族が主体となり会を運営してもらえることを目指している．

　21-水酸化酵素欠損症にかぎらずDSDの子どもと親への対応は疾患のもつ特性からも一様ではない．相談できる場所や対象がかぎられており，彼らは1人で悩んでいることも多い．1つの職種だけで対応す

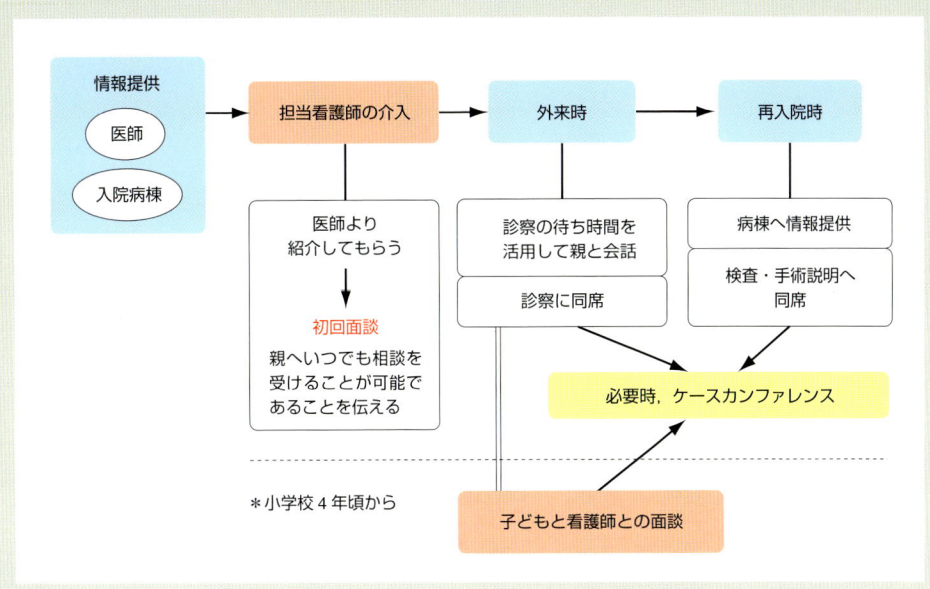

図 当センターでのDSDの子どもと家族への看護支援 －外来での取り組みや病棟との連携について－

るのではなく多職種間が連携し支援体制を整えることで，彼ら自身の対処能力や受容を育むことができると実感している．

(石見 和世)

21-水酸化酵素欠損症 ― セクシュアリティ　*column*

1. セクシュアリティ
　セクシュアリティ（sexuality）とは狭義の性行為だけでなく，性と欲望にかかわる人間の活動全般を指す語であり，"セックス（sex）"や"ジェンダー（gender）"と複雑に絡み合っているので，厳密な定義は困難である．
　セックスは生物学レベルの営みを，ジェンダーは文化的性差を指すとされるが，セクシュアリティはそのどちらをも含み，生殖，快楽，恋愛，自己表現といった多様な領域にまたがっている（日本大百科全書，小学館，2009）と説明されている．

2. 『性＝生＝聖』
　世界保健機関（World Health Organization：WHO）の声明の中にも，「セクシュアリティとは，生涯にわたり，人間であることの中核的な特質の1つ」とされている．自分が自分であることの土台にセクシュアリティがあり，生きることの最大のエネルギーともいわれている大切なものである．さらに，性は人間のからだとこころの最奥の部分として，もっとも聖なる領域である．
　ケア提供者はプライバシーに配慮するとともに，年齢の小さい子どもであっても，セクシュアリティにかかわる問題については，慎重であると同時に，こころ・からだ・生きかたの多様性を理解し，尊重しながらケアすることが大切である．

3. 21-水酸化酵素欠損症におけるセクシュアリティにかかわる問題
1）出生時の性器外観への両親のとまどい
　外陰部の色素沈着が強く，大陰唇が陰嚢様にみえたり，陰核が肥大して陰茎のようにみえることもある．おむつを替えるたびに，とくに母親は自分を責めたり，気持ちが落ち込むことがよくあることを理解しなければならない．
　両親は，子どもの物心がつくまえに，子どもがいじめられないように，悩まないように，幼児期に手術を希望することが多いが，最近は乳幼児期の外陰部形成手術については，慎重な対応が勧められている．成人の正常な女性であっても，陰核や小陰唇の大きさや色素沈着については，非常に個人差があるので，大きくて黒いから異常だとはいえない．
　乳児期におむつを替えるときには，両脚を大きく開いているので，外性器が目につきやすいが，歩きはじめると，あまり目立たなくなってくる．プールや入浴時など，裸の状態であっても，大腿部を思い切り広げないかぎりは目に触れることはない．思春期になって，陰毛が生えてくると，さらに目立たなくなるので，あせって手術をする必要はない．
　乳幼児期に手術をしない場合も，母親の揺れる気持ちをしっかり受け止めながら，育児のささいな悩みや夫婦関係，祖父母との関係，友人との関係など，話をじっくりと聞くことが大切である．

2）幼児期から女の子らしくない行動や遊びをする
　病気があると，つい先入観をもって悲観的にみてしまったり，神経質になってしまいがちであるが，女の子でも活発な遊びが好きな子どももいるし，乗り物や怪獣が好きな子どももいるので，とがめたり，無理に女の子らしい行動をさせたり，遊びを制限する必要はない．

3）典型的な女性の二次性徴が現れにくい
　前述の内容と同様に，健康な女の子でも，乳房があまり大きくならない場合があるので，個性とみてもよい．16歳になっても月経がはじまらない場合は，女性ホルモンを内服して誘導する場合もある．月経開始までに，身長が伸びることが望ましいので，体格とのバランスを考えながら，女性ホルモンの内服を検討する．

column

4）腟の拡張手術が必要な場合がある

腟の機能は，①月経血の排出路，②セックスの際の陰茎の受け入れと精液の進入路，③出産の際の通路（産道），である．月経血の排出がスムースに行われるように，腟の狭窄の拡張・切開が必要な場合がある．

5）多毛，皮膚の色素沈着，肥満など美容上の問題

ステロイドホルモンの量が少ない場合，男性ホルモンの量が多くなり，体毛が濃くなったり，皮膚の色素沈着が濃くなったりする．手指の関節部分が濃くなることで気づく場合が多い．思春期はステロイドホルモンの必要量が変化しやすいので，症状に気がついたら主治医に相談するように勧める．多毛に対しては，かみそりやシェーバーなどで毛を剃ったり，除毛剤を使用するとよい．また，ステロイドの量が多いと，体重が増加しすぎて，肥満になりやすい．多毛，皮膚の色，肥満などは，見た目を気にする思春期以後の女性にとっては大きな問題であるので，軽視しないで対応することが大切である．

4．家族へのアドバイスの基本は，「家族の中に秘密をつくらないこと」

「乳幼児期に自分が何も知らない状況で，性器にメスを入れられた」ということを思春期以後に知ることは，時に子どもに深い心の傷を与えることがある．「親がそのことを隠していて，自分が聞いても答えてくれなかった」「親がみたくないような醜いからだの私は，誰からも愛されないのではないか？」「親は私のからだのことを話すことを避けていたので，きっと私の性器はひどい状態なんだろう」「こんな自分は女じゃないのか？」など，悩みがどんどん深くなっていくことがある．

子どもが10歳前後になったら，その子にわかりやすいことばで，これまでの経過を伝えることが大切である．

5．セクシュアリティの相談窓口の設置

子どもや家族にとって，手術や治療を行う医師や看護師は特別な存在であり，自分のよい面をみせたいという思いがある．性についての赤裸々な悩みを相談しにくいと感じている者も少なくない．また，多忙な外来や病棟の状況から，診療の合間に時間を要するプライベートな問題は相談しにくい．

大阪府立母子保健総合医療センターでは，月に1回,第3木曜日の午後にセクシュアリティ外来を開設し，プライバシーが守られる個室で，1人30〜60分の時間枠で，さまざまなセクシュアリティに関する相談にのっている．

先天性の疾患や障がいを抱えた子どもたちが，思春期に移行する時期には，セクシュアリティの相談に専門的にかかわる人材と環境が必要である．

（佐保 美奈子）

21-水酸化酵素欠損症 ── 新生児の取り扱い　　*column*

1. 診断と保護者への説明

　診断は，上記の臨床症状ならびに血液検査所見により可能となるが，本疾患は性分化疾患の1つであり，男性化徴候を認める女子などは，性別の決定と告知については細心の注意をもって行わなければならない．性別が不明確であることは，家族にとっても不安で精神的な重圧となるので，性の決定はできるかぎり迅速に行うことが必要である．

　一般に，出生後に性分化疾患を疑う所見（停留精巣，マイクロペニス，尿道下裂，陰核肥大，陰囊低形成，陰唇癒合，大陰唇の男性化，色素沈着など）がみられたら，血清電解質の異常（低ナトリウム血症，高カリウム血症）など急性の副腎不全がないか早急に確認すべきである．また同時に，性分化疾患にかかわる医療者（小児内分泌科医，小児泌尿器科医，放射線科医，遺伝学者などのチーム）への相談を開始し，検査計画（染色体検査，遺伝子検査，性腺・内性器の超音波など）を含め，保護者への説明および対応を統一するようにしなければならない．また保護者からの心理的な相談を受け入る体制を整えることも重要である．

　性分化疾患の対応においては，出生後に疑いがもたれた場合，すぐに集ることのできるコンサルテーションチームがあり，長期にわたって本人および保護者ともに心理的側面もフォローできる体制があるなど，経験の豊富な施設で扱うべき疾患であり，あまり経験がなければ出生の時点で経験豊富な施設へのコンサルトや転院も考慮する．

　性分化疾患が疑われる児の保護者への接触は，第一印象および最初に発せられたことばが非常に大きく，その後の関係に影響すると思われるので，態度，ことばともに慎重であらねばならない．保護者への説明としては，「外性器の発達が未熟です」「性別については，検査をしてから判断しましょう」など細やかな配慮を伴って説明をし，「性別は男の子か女の子かわかりません」あるいは「外性器が異常です」といった表現は使わないようにする．説明は，両親がいる場合は両親そろっているときに行い，またとくに産褥期の母親の精神状態にも配慮する．性別判定までは入院継続を考慮することも必要である．

2. 早産児における注意点—17OHP，電解質，外表所見および在胎期間（出生体重）との関係について

　図1は大阪府での新生児マススクリーニングにおける17OHPの測定値と採血時体重の関係を示したグラフである（▲は副腎過形成の症例）．採血時の体重が少ないほど在胎期間が短いと考えると，早産児（低出生体重児）では副腎過形成でなくても非常に高値をとる場合がある．早産児で17OHPが高値をとった場合でも副腎過形成であった例は非常に少ない．

　また，妊娠週数（在胎期間）と採血日齢による17OHPの関係をみてみると（図2），妊娠週数が短いほど17OHPは高値をとるケースが多いことがわかる．

　外性器の外表所見は妊娠週数（在胎期間）と大きくかかわっており，男性では，在胎28週以前では精巣は腹腔内にあり，28〜30週くらいで鼠経管を通って下降をはじめ，予定日前には少なくとも一側は陰囊に位置することになる．その時点で陰茎の大きさは恥骨から亀頭先端まで平均3.5 cmほどである．伸展陰茎長が2.5 cm以下は異常と判断される．女性の場合，早産児では小陰唇と陰核が非常に目立ち，大陰唇は脂肪組織が少ないために小さい．成熟してくれば大陰唇は小陰唇を完全に包むようになる．

　電解質異常については在胎期間の考慮はほとんど必要ないと思われるが，上記のように17OHPとの関係においては早産児は高値をとることがあり，再検査の必要性とともに，外性器の評価は在胎期間も考慮したうえで注意深く判断されなければならない．

　外性器の評価にあたっては，早産児の場合は過大評価，過小評価ともに注意が必要であり，総合的な判断を要する．

column

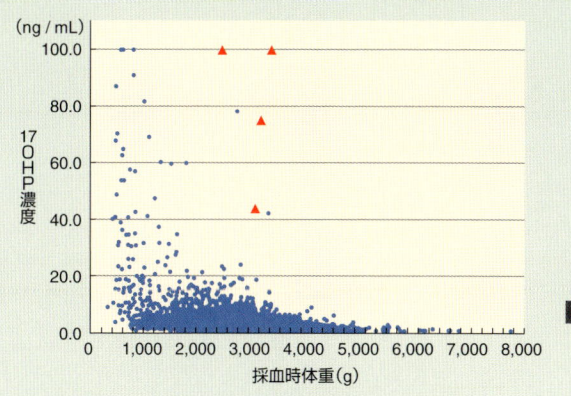

図1 大阪府での新生児マススクリーニングにおける17OHPの測定値と採血時体重

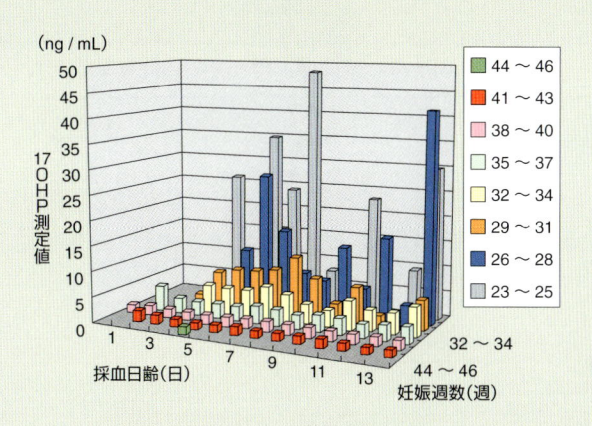

図2 妊娠週数(在胎期間)と採血日齢による17OHPの関係

3. 入院依頼から搬送システムについて

　母子の愛着形成において出生後早期はお互いにとって非常に敏感な時期であり，その後の児の社会的に健全な発育と発達において重要な役割をもつ．外性器の発達が未熟で性決定が延期されるような状況では，母にとって児が生まれた喜びよりも不安のほうが大きくなることも十分考えられる．最大限，母子の愛着形成を阻害しないよう，むしろ積極的に促すように配慮しなければならない．状況が許すかぎり母子ともにすごせる環境の提供が，まず第一である．出生の病院で各分野のエキスパートが集まるコンサルテーションチームがある病院は少なく，そのような場合，多くは専門病院の小児内分泌科医への入院依頼という形をとることとなるが，当センターでは新生児科医も情報を共有し，そのときにはできるだけ母親とともに転院できるようにアレンジしている．また，新生児とともに母親の産後の身体的，精神的経過もフォローできるように産科医を含めてのコミュニケーションは重要であり，妊娠分娩経過など，産科医同士での情報の受け渡しなどのコーディネーションも行っている．大阪府にある当センターでは，大阪新生児診療相互援助システムを利用し，情報共有および新生児搬送を行っている．

〈平野 慎也〉

3 46,XX性分化疾患（46,XX DSD）：Bアンドロゲン過剰

2. 胎児胎盤性アンドロゲン過剰（POR異常症）

- P450 オキシドレダクターゼ（POR）は，マイクロゾーム内で電子伝達を担う補酵素であり，その欠損（POR異常症）によりマイクロゾーム内の21-水酸化酵素と17α-水酸化酵素の複合欠損や，胎盤のP450アロマターゼ活性低下を呈する疾患である（Ⅱ．❷B-1 先天性副腎過形成；図6参照）．遺伝子 *R457H* の変異を高率に認める．
- 男女ともにambiguous genitaliaで多彩な臨床症状を呈し，妊娠後期から母体の男性化徴候も特徴である．診断基準が設けられている．
- 21-水酸化酵素の活性低下により，コルチゾール分泌不全から副腎不全に至る場合もあるがその程度は軽い．また，細胞内コレステロールの減少をきたし，さまざまな骨格奇形を合併することがある（Antley-Bixler症候群；memo参照）．消化器・泌尿器奇形合併である鎖肛を10.8〜18％に，膀胱尿管逆流を8.1％に認める．

case 1 　外性器異常と鎖肛を主訴とし，Antley-Bixler症候群を伴ったPOR異常症の女子例

▶ 周産期・新生児期における対応

母親に妊娠後半から声変わりと体幹にニキビの多発を認め，これらは分娩後1週間頃から改善傾向となった．児は在胎39週，出生体重2,900 g，身長49.5 cm，頭囲39 cmで出生した．外性器異常と鎖肛を認め日齢0に新生児搬送で当センターへ転院となった．

▶ 診断・検査

鎖肛があり，ambiguous genitaliaで（図1），便混じりの排尿を認めた．腟口を認めず性腺は触知しなかった．両肘関節可動域制限，クモ状指を認めた．色素沈着はなかった．
超音波検査で，子宮（双角子宮）・腟・膀胱は確認できた．単純X線やCTで胸郭低形成，腕橈関節癒合（図2），狭骨盤などを認めた．両側水腎症なく，会陰部開口部からの造影検査で尿道と腟，直腸が分離しない総排泄腔遺残症を認めた．
また，ファイバー検査で左後鼻腔狭窄を認めた．
17OHPは2.68ng/mLと正常であったが，上記症状，特に両肘関節可動域制限よりAntley-

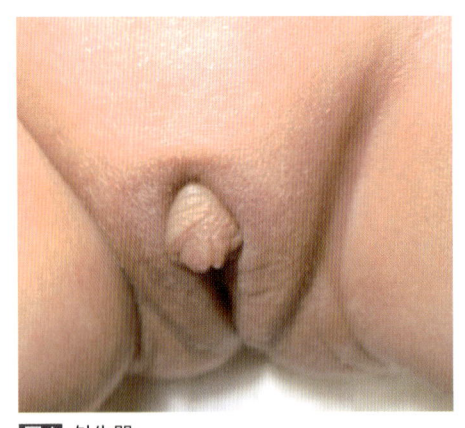

図1 外生器
外性器は陰核様突起物が腫脹しており，その周囲は陰唇様の形態であった

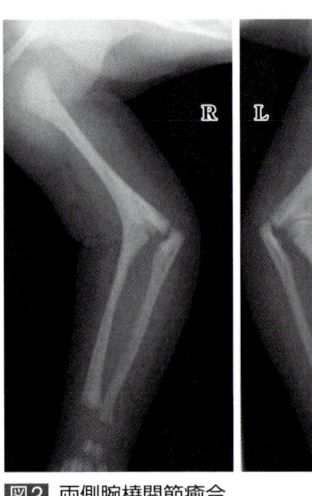

図2 両側腕橈関節癒合

Bixler症候群と診断され，そこからPOR異常症を強く疑い検査を進めた．
染色体検査：Fish法でYシグナル陰性，G-bandingで46,XX．
ACTH負荷試験（日齢13）：コルチゾール前値11.8μg/dL，30分14.4μg/dL，60分17.1μg/dLと反応不良．
17OHP（負荷後）：8.99 ng/mLは軽度上昇．
尿ステロイドプロフィル：21-デオキシコルチゾール代謝物が高値，11OH-アンドロステンジオン代謝物が低値．
遺伝子検査：R457HとIVS7-1 g>aヘテロ接合性によるスプライス異常．
以上の結果より総排泄腔遺残症を伴うPOR異常症と診断した．

▶ 治療・経過

社会的性については性別判定会議での集学カンファレンスで検討を重ね，医学的診断結果とFISHでY成分のないことを確認のうえ，日齢10にPOR異常症疑い女子と判定した．

▶ 幼児期・思春期・成人期に向けた包括的医療と養育環境・生活指導

糖質コルチコイド補充の要否には個人差があり，必ずしも先行補充を行う必要はなく，慎重に経過観察しながら検討する．感染症や手術などストレス時には注意を要する．
外性器異常については適切な時期に外科的対応を行う．
二次性徴の欠如や無月経など性腺機能不全についてあらかじめ説明を行い，性ホルモン補充も検討する．

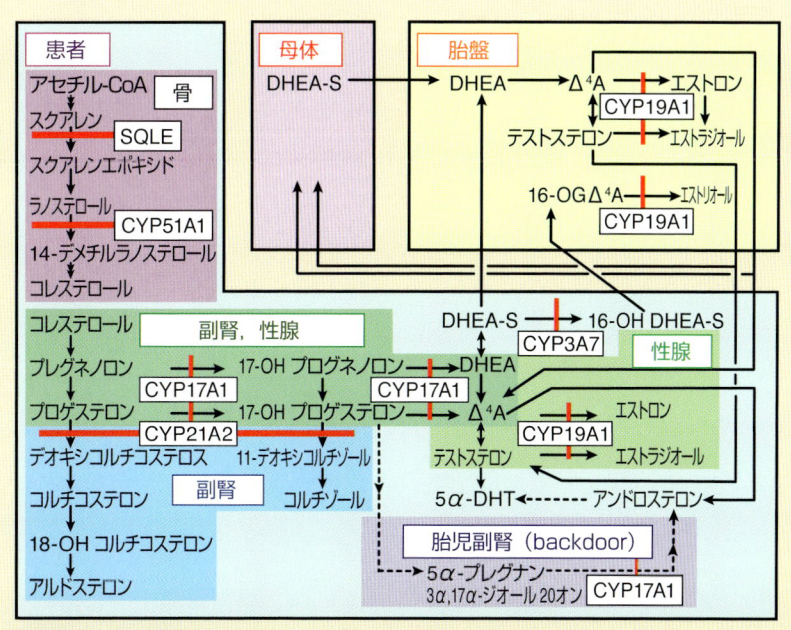

> **memo** ▶ 1. POR異常症代謝マップ(図3)[1]
>
> **図3** POR異常症代謝マップ
> 〔Fukami M, et al.:Cytochrome P450 oxidoreductase deficiency:identification and characterization of biallelic mutations and genotype-phenotype correlations in 35 Japanese patients. J Clin Endocrinol Metab 2009;94:1723-1731〕

> **memo** ▶ **2. Antley-Bixler 症候群**
>
> 1975年にはじめて報告された，脳顔面頭蓋の異形成（特徴的顔貌・頭蓋骨早期癒合）と両側腕橈関節癒合症により特徴づけられる先天性骨系統疾患である．
>
> 上記所見に加え，多発関節癒合，大腿骨彎曲，耳介異形成，幅広く平坦な鼻（≧90%），その他，後鼻孔狭窄／閉鎖，難聴（外耳道狭窄），下顎骨低形成，自然発生の長管骨骨折，屈指症，クモ状指，消化器・泌尿器奇形なども合併する．
>
> 2004年に，*POR*遺伝子変異が，複合型ステロイド合成障害と外陰部異常を伴うAntley-Bixler症候群をきたすことが明らかとされた．予後因子として，第1に上気道閉鎖（後鼻孔），第2に頭蓋骨癒合があげられ，それぞれ早期の気道確保や頭蓋骨局部切除術の検討を要する．なお，腕橈関節癒合症に対する癒合切除術は早期再発のリスクが高く，積極的な理学療法が勧められる．

caseのポイント

- 両側腕橈関節癒合からAntley-Bixler症候群を早期に疑い，POR異常症の診断に大きな手掛かりとなった．
- 17OHPは必ずしも高値とは限らず，臨床症状や他の検査所見から積極的に疑う必要がある．
- 本症例は総排泄腔遺残症を伴っており，それに対する治療計画と，POR異常症に対するステロイド補充，身体発育の把握に難渋した．

文献

1) Fukami M, et al.: Cytochrome P450 oxidoreductase deficiency: identification and characterization of biallelic mutations and genotype-phenotype correlations in 35 Japanese patients. J Clin Endocrinol Metab 2009;94:1723-1731

（祝原 賢幸）

POR欠損症(異常症)の診断の手引き　*reference*

藤枝憲二らによる副腎ホルモン産生異常に関する調査研究班報告による診断基準を**表**に示す．

表　P450オキシドレダクターゼ(POR)欠損症診断の手引き

臨床症状
　主症状
　1. 外性器異常
　　　女児における陰核肥大，陰唇の癒合などの外陰部の男性化．男児における小陰茎，尿道下裂，停留精巣などの不完全な男性化
　2. 骨症状（注1）
　　　頭蓋骨癒合症，顔面低形成，大腿骨の彎曲，関節拘縮，くも状指
　副症状
　1. 二次性徴の欠如，原発性無月経
　2. 母体の妊娠中期からの男性化と児出生後の改善
　3. 副腎不全

検査所見
　1. 血清17-OHPの高値（注2）

参考検査所見
　1. ACTH負荷試験：CYP21とCYP17酵素活性の複合欠損の生化学診断（注3）
　　　ACTH負荷試験後のプロゲステロン，17-OH pregnenolone, 17-OH progesterone, deoxycorticosterone, corticosteroneの上昇. dehydroepiandrosterone(DHEA), androstenedione (⊿4A)の上昇は認めない
　2. 尿中ステロイドプロフィル：CYP21とCYP17酵素活性の複合欠損の生化学診断（注4）．新生児期～乳児期早期：尿中Pregnanetriolone(Ptl)の高値，および11-hydroxyandorosterone(11-OHAn)/Pregnanediol(PT)の低値．乳児期後期以降：pregnenolone, progesterone, DOC, cortiocosterone, 17OHP, 21-deoxycortisol代謝物高値
　3. 特徴的骨レントゲン所見（橈骨上腕骨癒合症，大腿骨彎曲など）

染色体検査
遺伝子診断
　POR遺伝子の異常

[診断基準]
・主症状をすべて認め，血清17-OHPが上昇している場合は診断可能．
・骨症状および特徴的骨レントゲン所見を認めない場合は検査所見，参考所見を検討し診断する．
・グルココルチコイドの補充方法，量については各症例によって異なる．突然死の報告もあるので，ストレス時のグルココルチコイドの補充について症例毎に必要性を検討すべきである．

〔藤枝憲二，他：副腎ホルモン産生異常に関する調査研究班．平成19年度．総括・分担報告書，2007：184-185．より抜粋〕

（位田 忍）

3 46,XX性分化疾患(46,XX DSD)：Bアンドロゲン過剰

3. 母体性(luteoma，外因性など)

- 妊娠中の母体腫瘍/腫瘍性病変による女子胎児の男性化はまれであり，原因として妊娠luteomaの報告が多い．
- 一般に妊娠中はアンドロゲン過剰状態なっても，SHBG(sex hormone binding globulin)の増加，胎盤アロマターゼ作用などにより，母体には男性化症状は出現しにくい．
- また，この胎盤アロマターゼは胎児の男性化も守っているが，極端なアンドロゲン過剰ではまれではあるが女子胎児の男性化を生じることがある．
- 妊娠luteomaは母体のアンドロゲン過剰をまねく代表的疾患で，妊娠中の超音波検査，あるいは帝王切開時の卵巣の異常所見で発見されることがある．出産後，この状態は自然に改善する．

case 1　母体アンドロゲン産生腫瘍による女子胎児の男性化症例

性別不詳新生児，妊娠luteomaによるアンドロゲン過剰状態，Prader IV型のhigh vagina，pull-through法による腟形成術を加えた．

▶ 新生児期における対応

母親は妊娠7〜8か月頃から毛深くなったと感じていたが，その他の男性化徴候は軽微であった．在胎38週，胎児心拍数低下のため緊急帝王切開術にて出生，Apgar score 9/9点，手術時に母親の卵巣腫瘍がみつかり，その一部が切除され病理検査に送られた．
外性器からの性別判定が難しく，小児科管理となり精査が加えられた．

▶ 検　査

まず先天性副腎過形成が疑われたが色素沈着はなく，採血ではACTH，17OHPも正常，コルチゾールも低くはなかった．染色体検査(G-banding)では46,XXと正常女性核型を示した．テストステロン値は出生時256 ng/dLと高値，日齢8には22 ng/dL，その後は感度以下となった．
切除された母親の卵巣組織は病理検査の結果，やや小型で好酸性の黄体細胞が充実性に増殖し，一部に偽腺腔を形成した卵巣luteoma(黄体腫)と診断された．
帝王切開術前に採取された母親の残血が再度検査され，テストステロン値は611 ng/dLと高値であったことが判明した．出産後2週目の値は35 ng/dLと自然に低下していた．

▶ 診　断

母体卵巣の妊娠luteomaにより，女子胎児の男性化が生じたと考えられた．

▶ 治療経過

6か月時に当センターに紹介された．陰核自体の肥大は軽度であったが，陰核包皮は大きく，下肢を閉じても飛び出していた．陰唇は癒合していた(**図1**)．腹部超音波では年齢相応の子宮が観察された．水腟症は認めなかった．
1歳時に入院のうえ，内視鏡検査ならびに女性化外陰部形成術を加えた．陰核自体は軽度肥大のみであったため，余剰包皮を縮小するのみにとどめた．内視鏡検査では**図2**に示すように，腟は尿道括約筋部に開いたPrader IV型の，いわゆるhigh vaginaであった．このため会陰部皮膚を用いるflap vaginoplastyは適応できず，腟を尿生殖洞から離断し，腟・子宮を会陰部まで引き下ろすpull through法を用いた．

▶ 思春期，成人期に向けた包括的医療と養育環境，生活指導

現在は女の子として学校生活を楽しんでいる．服装，遊びの嗜好も女子として違和感は感じられない．

9歳時に行った内視鏡検査では初経時に問題は生じないと考えられた．その後の性行為を希望する年齢となれば，再度セクシャリティのカウンセリングと指導が必要となる．

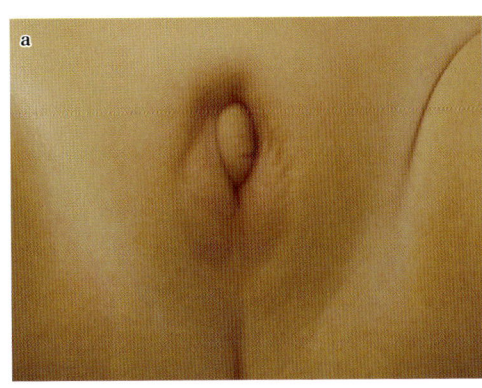

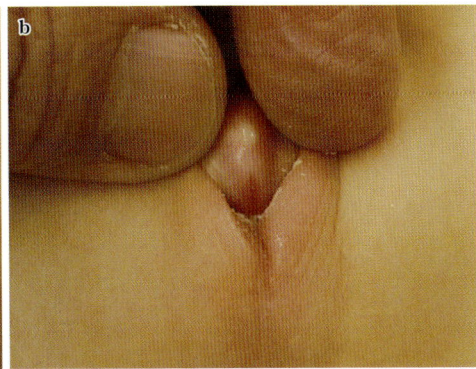

図1 外陰部所見

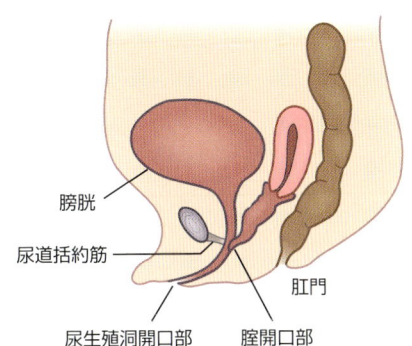

図2 症例の略図：Prader Ⅳ型

> **memo ▶ 1. 妊娠中には一般にアンドロゲン過剰による臨床症状は現れにくい，その理由**
>
> ①妊娠中のSHBG増加により，アンドロゲン作用の強いステロイドホルモンとの結合が増え，生物学的に有効な free androgen 量が変化しにくいため．
> ②胎盤のアロマターゼにより，エストロゲン作用のあるエストロン(E_1)，エストラジオール(E_2)に変換される．
> ③プロゲステロン高値となり，これがアンドロゲン受容体と競合的に結合し，アンドロゲン作用の発現を抑える．

> **memo ▶ 2. 母体のアンドロゲン過剰から胎児を守る機序**
>
> もっとも重要な働きは胎盤アロマターゼである．しかし，アロマターゼの働きには限界があり，この症例のようなluteomaによる極端なアンドロゲン過剰では，循環血中からアンドロゲンが除去されず，女子胎児の男性化をきたす．胎児の内・外性器形成は妊娠8〜13週に起きるため，女子胎児で尿生殖洞が遺残する場合には，このように妊娠初期からアンドロゲン過剰状態にあったと推測される．

caseのポイント
- 出生時には性別の判定が難しかった．精査の結果，陰核肥大ならびに腟が尿道括約筋部に開口する，尿生殖洞の長いPrader IV型を示した．
- このことから妊娠luteomaによるアンドロゲン過剰の影響は，外性器が形成される妊娠早期（8〜13週）からはじまっていたと推測された．
- 腟に対しては1歳時に"pull-through"法を用いて手術が加えられた．思春期に入り，内視鏡検査などで経過を観察しているが，腟開口部は経血の排出路としては問題がなかった．

（島田 憲次）

妊娠中のアンドロゲン過剰の原因 *reference*

①卵巣腫瘍：卵巣間質腫瘍（granulosa/theca cell tumor, thecoma, Sertoli-Leydig cell tumor）
②卵巣機能組織からの腫瘍（cystadenocarcinoma, Brunner tumor, Krukenberg tumor）
③卵巣の非腫瘍性病変：妊娠luteoma, hyperreactio luteonalis
④副腎由来アンドロゲン産生腫瘍
⑤胎児由来：胎盤のアロマターゼ欠損症（常染色体劣性遺伝）
⑥医原性：アンドロゲン，プロゲスチンを含んだ薬剤の服用

（島田 憲次）

4 その他

1. 高度尿道下裂

- 胎児期に尿道板が管腔状となり，尿道が形成される．このプロセスの障害で尿道下裂が生じるが，高度尿道下裂は性分化疾患（DSD）の表現型の1つでもあり，純粋な尿道下裂であるのか鑑別が必要である．
- 現在検索しうる範囲では病因が特定されない，表現型において重度の男性化不全を呈する疾患．
- 子宮内発育遅延の低出生体重児にみられる場合，胎盤機能不全が原因と推測される．
- 高度尿道下裂に停留精巣や男性小子宮などを合併している場合，とくにDSDを念頭において精査が必要である．
- 治療としては1歳前後で手術を行うが，熟練した小児泌尿器科医によって行われるべき手術である．

case 1 新生児期に高度尿道下裂を認めた症例

妊娠，出生歴に特記すべきことなし．出生時に高度の尿道下裂を認め，新生児期に泌尿器科紹介となった．

▶ 新生児期における対応

尿道下裂と診断し，とくに新生児期には特別な処置などは行わなかった．一般には本疾患の手術は1歳前後で行われる．新生児期には，性分化疾患（disorders of sex development：DSD）との鑑別ができれば，特別な処置は不要であり，経過観察可能である．

▶ 診断・検査

陰嚢部尿道下裂と二分陰嚢を認めた（**図1**）．両側精巣は触診で異常を認めなかった．また，超音波検査で男子小子宮は認めなかった．46,XY，*SRY*陽性．

高度の尿道下裂症例においては，DSDの有無の鑑別が必要となる．診断に際して，停留精巣を合併する症例はDSDの存在について，とくに注意すべきである．しかし，筆者らは両側性腺が陰嚢内に触知し，外観上の異常は高度尿道下裂のみであった卵精巣性DSDの症例を経験したことがある．この症例は超音波検査などで大きな男子小子宮を認めており，後に精巣生検で確定診断された．その意味では高度尿道下裂においては男性小子宮の存在も必ず確認しておくべきと考えられる．

▶ 治療・経過

生後1年で陰茎包皮のfree graftを用いた尿道下裂修復術を施行し，術後経過は良好である（**図2**）．

高度尿道下裂の手術においては，尿道索による陰茎の腹側への屈曲を解除することと，尿道を先端まで形成することの両方が必要であり，最近では本症例のように，両者を一度に行う一期的手術が主流となっている．しかし，陰茎の屈曲がきわめて強い症例などでは，生駒法に代表される二期的手術も考慮に入れる必要がある．

このように，術式の選択や手術手技において高度な判断と技術が必要な手術であり，熟練した小児泌尿器科専門医によって行われるべき手術である．

また，前述したように，男性小子宮の有無を確認しておくことも必要であり，筆者らは，高度尿道下裂の手術のときに，尿道膀胱鏡を行っておくようにしている．

▶ 幼児期，思春期，成人期に向けた包括的医療と養育環境・生活指導

尿道下裂修復術後の合併症としては，尿道狭窄，瘻孔形成，尿道憩室などがあり，これらの発生について注意が必要である．これらは排尿状態に大きく影響するのみならず，尿道狭窄は精巣上体炎を通じて閉塞性無精子症の原因にもなりうる．本疾患の術後には尿流量測定などによる注意深い経過観察が必要である．

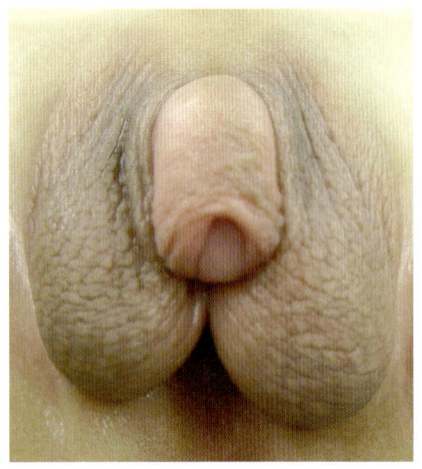

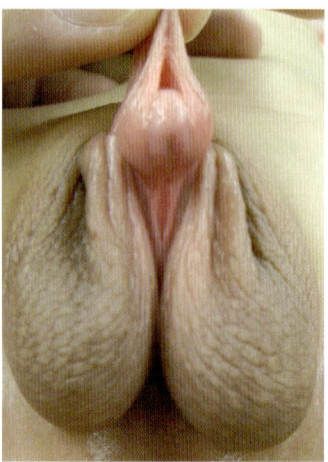

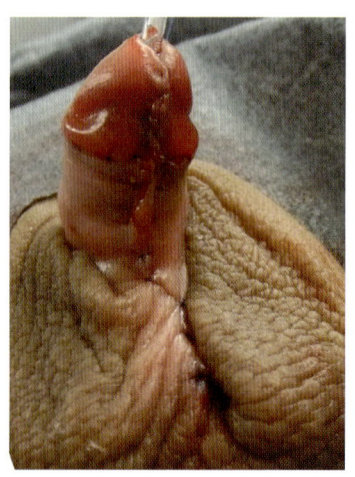

図1 外陰部所見
陰嚢部尿道下裂と，二分陰嚢を認める

図2 術後の外陰部所見

memo ▶ 1. 外尿道口が陰嚢部・会陰部に開口する高度尿道下裂

陰茎の発育も不十分なため新生児期に性別判定に悩むことが少なくない．両側の精巣が触診あるいは超音波検査で確認され，子宮の存在も否定できればホッとするのであるが，矢張り悩んだときにはY染色体の有無を確かめておく必要がある．高度尿道下裂をDSDに含むか否かは古くから議論が続いており，結論は出されていない．

memo ▶ 2. 胎盤機能不全と尿道下裂

男子外性器の形態形成にもっとも重要な妊娠8〜15週にテストステロン・DHTの分泌をコントロールするのは胎盤からのhCGと考えられている．このため胎盤機能不全があれば，胎児発育不全ならびに男子であれば外性器形成不全，とくに尿道下裂，陰茎発育不全，陰嚢形成不全，停留精巣をまねくことが推測される（Ⅰ．❷発生学参照）．

caseのポイント

- 本症例では尿道下裂の診断のもと，1歳時に一期的手術を施行した．
- 停留精巣など，DSDの存在を疑う所見がある症例においては，染色体や内分泌学的検査などによる精査が必要である．

（東田 章）

case 2 　当初女子と判断された子宮内発育遅延の極低出生体重児の1例

母は37歳，自然妊娠による第2子．第1子は女子で，在胎29週，体重1,020 gで出生．本児は在胎11週に前期破水の既往あり．その後−3SD程度の子宮内発育遅延（intrauterine growth retardation：IUGR）を指摘されていた．31週で切迫早産徴候と胎児心音低下がみられ，緊急帝王切開にて出生．体重1,312 g，外性器の形態から女子と判断され，戸籍も通常どおり提出されたが，心疾患の合併あり，精査目的にて行われた染色体検査にて46,XY，SRY陽性であることが判明した．日齢23，精査加療目的に当センター転院となった．

▶ 新生児期における対応

極低出生体重児であったため外性器自体が小さく，前医にて疑うことなく女子と判断された．

▶ 診断・検査

染色体検査の結果から性別判定会議が招集された．会陰部尿道下裂の状態で，亀頭部は正常女子にくらべると肥大を認めた（図3）．性腺は両側とも大陰唇と思われた部位の頭側に触知され，超音波検査にて精巣様であることが確認された．明らかな子宮・腟は認めず，内分泌学的検査では年齢相当の男子に矛盾のない結果であった．

▶ 治療・経過

診断確定の後，両親に説明が行われた．日齢30，男子へ戸籍が変更された．
2歳1か月時，両側精巣固定術が行われたが，その際，全身麻酔下の検査にて外尿道口のすぐ近位側に開口する男性小子宮を確認．2歳8か月で会陰部アプローチにて小子宮切除術が施行され，3歳で尿道下裂修復術が行われた．
極低出生体重児で重篤な合併症を有する本症例では，ていねいな経過説明により，家族の理解は良好であった．戸籍の変更は十分な納得のうえで行われ，その後の養育に関しても迷いがないように見受けられる．

▶ 幼児期，思春期，成人期に向けた包括的医療と養育環境・生活指導

戸籍の変更は家族にとって大変なストレスであり，手続きなどの事務的なことはもちろん精神的なサポートについても配慮する．
高度尿道下裂の場合，形成術も技術的に困難で複数回にわたることが多い．また，思春期以

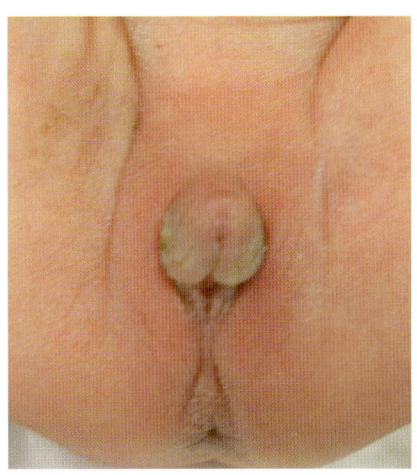

図3 外陰部所見
外尿道口は会陰部にみられ，陰囊部には皺を認めないため，陰唇／陰囊の区別が困難，また陰茎あるいは陰核の判断も難しい

降は最終的な陰茎の大きさについてコンプレックスを抱く症例もある．幼児期には家族に，思春期以降は本人に十分な説明と理解を得るよう努め，繰り返しカウンセリングを行う．

> **memo**
> 絶対的に体の小さな個体では判断が難しいが，一見女子と思われても軽微な陰核肥大を見逃さないよう注意する．早産児では性腺の位置確認も重要である．

caseのポイント
- 極低出生体重児のため外性器の形態から誤った判断がなされた症例である．
- 本症例は家族歴から胎盤機能不全が疑われる．IUGRが指摘されている症例では，本疾患を念頭において慎重に対処する．

（松本 富美）

4 その他

2. 総排泄腔外反症

- 総排泄腔外反症（cloacal extrophy）は 重症の直腸肛門奇型，泌尿排泄器の奇形に脊髄，骨盤奇形，臍帯ヘルニアを合併する疾患である．
- 高度の排便・排尿障害，下肢の運動障害が高頻度にみられるためQOLの改善が課題である．
- 男子の場合，治療開始にあたり養育性について家族と話し合う必要がある．

case 1　巨大臍帯ヘルニアを合併した男子総排泄腔外反症

▶ 新生児期における対応

胎児診断にて32週4日に巨大臍帯ヘルニアと診断されていた．37週2日，2,674 g，Apgar score 5/7にて小児外科立ち会いのもと出生．生後の視診にて，巨大臍帯ヘルニア，総排泄腔外反症を認めた．心奇形，呼吸器合併症を認めず，出生当日に小児外科，泌尿器科，整形外科と共同で一期的腹壁閉鎖術を行う方針となった．

性別は，陰茎，両側精巣，陰嚢は存在したため，男子と判断された．両親と相談し，男子として治療にあたることを決定した．

▶ 診断・検査

診断は外表奇形により行われた（**図1**）．肝臓の脱出を伴う巨大臍帯ヘルニア，膀胱腸瘻，総排泄腔外反症を認めた．膀胱腸瘻部の腸管には虫垂が存在した．また，陰茎，陰嚢および精巣が認められた．染色体検査も提出され，46,XYと判明した．

▶ 治療・経過

出生当日に一期的腹壁閉鎖術を行った．膀胱腸瘻を分離後，縦方向に閉鎖し回盲部を形成した．結腸の長さは9 cmで盲端に終わっていた．下腸間膜動脈を結紮切離し，後腸部分を遊離させた．

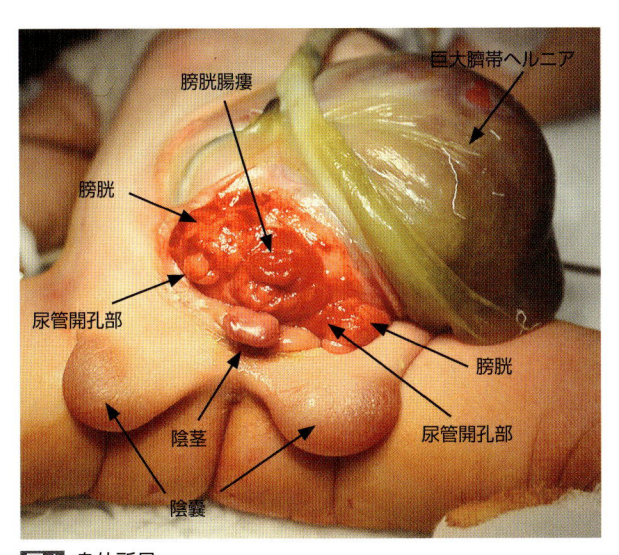

図1 身体所見

その後，泌尿器科にて左右に分かれた膀胱を縫合し，外反した膀胱壁を管腔化した．近位尿道も可及的に形成した．整形外科により離開した恥骨が縫合された．
右下腹部に後腸盲端部分による単孔式の人工肛門を作成した．腸管，肝は浮腫が強く，腹壁の一期的閉鎖は困難と判断し，Allen-Wrenn 法にて腹壁を閉鎖し手術終了した．
臓器が腹腔内に還納されるのを待ち，術後10日目に再度手術により腹壁を閉鎖した．
生後2か月で行われたMRIで脊髄脂肪腫が疑われ，2歳時に脊髄脂肪腫，脊髄繋留症候群に対し，腫瘍切除，繋留解除が行われた．
その後，尿道，陰茎に対しては尿道上裂修復術を加え，回腸導管が作成された．
現在，車いすにて人工肛門管理，回腸導管のパウチ交換を自分で行っている．

幼児期，思春期，成人期に向けた包括的医療と養育環境・生活指導

後腸形成不全を伴う本疾患では，本来の肛門からの排便と，尿道からの排尿はほとんどの症例で不可能である．そのため永久的な人工肛門からの排便と，導管を用いた収尿，あるいは腹壁導尿路からの自己導尿管理となっている．
現在，二次性徴は順調にはじまっている．しかし，陰茎の発育は十分ではない．

> **memo**
>
> 新生児期に手術を行うが，その前に性の決定を行う必要がある．生物学的女子の場合は女子でよいが，生物学的男子の場合は生殖器が不十分な男子として育てるか，内性器のない女子として育てるかの選択にせまられる．以前は女子として育てられることが多かったが，最近は染色体の性に沿った男子として育てられることが多い．
> 新生児期からの永久的な人工肛門と，完全尿失禁状態であり，下肢の運動障害もあり，身体障害者手帳など社会資源の給付をはじめ，就学，就労についても支援が必要である．

caseのポイント
- 出生前検査で胎児の腹壁異常を指摘され，出生時に総排泄腔外反症と判明した症例．臍帯ヘルニア内には肝臓も脱出しており，腹壁閉鎖には日数を要した．
- 二次性徴は順調にはじまり，本人も学校生活に意欲的に取り組んでいる．

（曹 英樹／島田 憲次）

case 2　特異な外性器形態を示した男子総排泄腔外反症

新生児期における対応

出生翌日に本疾患疑いのため他院から搬送され，緊急手術となった．在胎35週，出生体重2,040 g．術前には外性器からの性別判定はできず，両親には腹壁異常があるため緊急的な手術が必要なこと，外性器の未熟性のため性別判定には時間がかかることを説明した．
手術はcase 1と同様であるが，外陰部所見は非常に特殊で，陰茎は外反した膀胱の中央に突出していた．両側陰嚢は左右の鼠径部に小さな皮膚隆起としてみられた（図2）．術中に腹腔内の精巣が確認できたため，男子と判定できた．術後に提出された染色体検査でも46,XY正常男子核型が確認された．

その後の経過

case 1と重複する部分が多いため省略する．

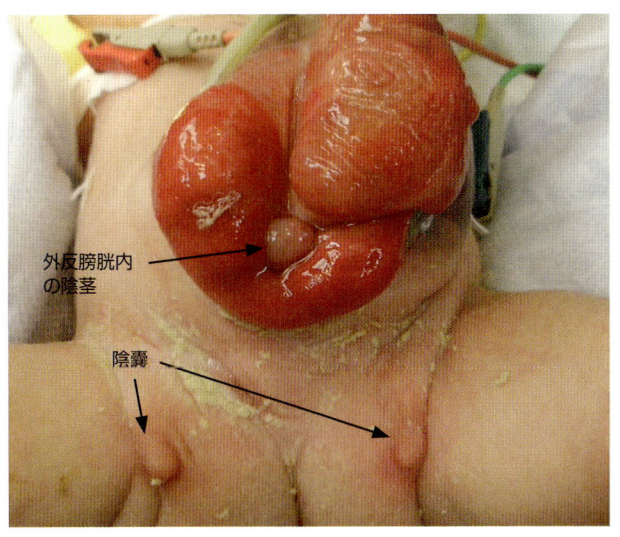

図2 身体所見

（写真中の注記：外反膀胱内の陰茎／陰嚢）

> **memo**
>
> 総排泄腔外反症では外性器の形態が非特異的な症例もあり，その場合には外観のみでは容易に性別を告げることができない．
> 出生直後に緊急手術となるため，その準備に気をとられて担当医が安易に「おそらく，……」などと性別を告げないように病院内の意思を統一しておくことが求められる．
> 「外性器の未熟性のため性別判定には時間がかかる」と両親に告げておくのがよい．

caseのポイント

- 総排泄腔外反症例であるが，特異な外性器，腹壁の所見のため，新生児期の腹壁閉鎖術前には性別判定が困難であった．
- 本疾患では外性器形態も含め，複数の形成異常が合併するため，関連科で治療方針とその時期をよく話し合う必要がある．

（曺 英樹／島田 憲次）

索 引

和 文

あ
アロマターゼ　　21
　—，胎盤　　124, 125
アンドロゲン過剰　　126
アンドロゲン受容体　　21
アンドロゲン不応症　　22, 26
　—，完全型　　100
　—，部分型　　100, 103

い・お
遺伝カウンセリング　　26, 28
遺伝子
　—，BMP15　　28
　—，DAX1　　28
　—，DAZ　　27
　—，DHCR7　　97
　—，DMRT1　　28
　—，FOXL2　　28
　—，RSPO1　　28
　—，SF1　　28
　—，SOX9　　27, 79, 81
　—，SRY　　2, 24, 27, 108
　—，WNT4　　28
　—，WT1　　28, 72, 74, 78
陰核形成術　　47
陰核肥大　　47
陰茎伸展測定法　　85
陰茎長　　7, 8, 83, 85
　—，伸展　　85, 118
陰茎無発生　　25
インスリン様ホルモン3　　3, 20, 23
インターセックス　　4
インヒビン-α　　31

か・き
黄体形成ホルモン　　23

外陰部形成術　　88
外反症
　—，総排泄腔　　25, 131, 132
　—，膀胱　　25
完全型アンドロゲン不応症　　100
完全型性腺異形成　　70
胸郭低形成　　79

け
形成術
　—，陰核　　47
　—，外陰部　　88
　—，女性化外陰部　　46, 88
　—，腟　　48, 102
原始生殖細胞　　19
原始卵胞　　34
原発性無月経　　70

こ
抗Müller管ホルモン　　3, 10, 20, 23, 30
高身長　　71
戸籍変更　　88, 90, 93
コルチゾール　　9
コレステロール　　97
混合型性腺異形成　　6, 35, 65

さ
臍帯ヘルニア　　131
細胞
　—，Leydig　　3, 20, 30, 31

一，Sertoli	3, 10, 20, 30, 31
一，原始生殖	19
一，生殖	30
一，精祖	31
一，第1次精母	31
一，第1次卵母	34
一，第2次精母	31
索状性腺	6, 24, 35, 36, 62, 66, 68, 70
索状卵巣	24
サポートチーム	18

し

色素沈着	7, 110, 113
子宮内発育遅延	24, 127, 129
思春期早発	4
ジヒドロテストステロン	3, 20, 56, 93, 94
出生届	17, 18
腫瘍	
一，Wilms	28, 74, 76, 77
一，生殖細胞	17, 31
一，性腺	91
症候群	
一，Antley-Bixler	120, 122
一，ARX	27
一，ATRX	26
一，Denys-Drash	28, 72, 74, 78
一，Frasier	28, 72
一，Kallmann	26
一，Klinefelter	27, 36
一，Smith-Lemli-Opits（SLO）	97
一，Swyer	70
一，Turner	6, 24, 26, 34, 62
一，WAGR（Wilms tumor-aniridia-genitourinary anomalies-mental retardation）	28
一，αサラセミアX連鎖精神遅滞	26
一，精巣退縮	83, 85

女性化外陰部形成術	46, 88
腎移植	74
心的外傷後ストレス障害	50
伸展陰茎長	85, 118

す

水酸化酵素欠損症	
一，11β-	57
一，17α-	59
一，21-	9, 57, 110
一，21α-	11
ステロイド補充治療	46

せ

精細管	30
性索	30
性指向	16
性自認	16, 51, 53, 94, 101
生殖結節	20
生殖細胞	30
一腫瘍	17, 31
一腫，未分化	38
精神発達遅滞	97
性腺異形成	
一，完全型	70
一，混合型	6, 35, 65
性腺芽腫	38
性腺機能低下症	108
性腺腫瘍	91
性染色体	17, 26
性腺生検	15, 66, 88
性腺摘出	62
精巣下降	21
精巣決定因子	2
精巣固定術	48
精巣退縮症候群	83, 85

135

精巣導体	21, 23
精祖細胞	31
成長ホルモン治療	62
性分化	2
―疾患	2, 15
性別	16
―判定会議	15, 65, 100, 129
性役割	16, 51
脊髄脂肪腫	132
セクシュアリティ	116
染色体検査	68
先天性副腎過形成	7, 15, 110
先天性副腎リポイド過形成	9, 59

そ

早産児	7, 118
造腟術	102
総排泄腔	39
―遺残症	121
―外反症	25, 131, 132

た

第1次精母細胞	31
第1次卵母細胞	34
第2次精母細胞	31
胎盤アロマターゼ	124, 125
単状糸球体硬化症	72
男性小子宮	127, 129

ち

腟拡張法	102
腟狭窄	48
腟形成術	48, 102
超音波	39

て

低身長	67, 69
停留精巣	74, 76, 88, 90
テストステロン	8, 20, 56

に・の

尿ステロイドプロフィル	9, 55, 93
尿生殖洞	47
尿道下裂	68, 74, 76, 86, 88, 108, 127, 129
―修復術	48, 69, 77, 94, 104
尿道造影	39
妊娠luteoma	124
妊孕性	89
脳の男性化	17

は・ひ

半陰陽	4
非触知性腺	68
非触知精巣	69, 83
ヒト絨毛性ゴナドトロピン	11, 23
泌尿生殖洞	39
皮膚性合趾	97, 98

ふ

負荷試験	
―, ACTH	12
―, hCG	8, 11, 90, 93
―, hMG	12
―, LH-RH	8, 12
腹腔鏡下性腺摘除術	70
副腎不全	95
腹壁導尿路	132
腹壁閉鎖術	131
部分型アンドロゲン不応症	100, 103

ほ

膀胱外反症	25
膀胱鏡	15
ホルモン	
―，インスリン様	3, 20, 23
―，黄体形成	23
―，抗Müller管	3, 10, 20, 23, 30
―補充療法	71, 73, 84, 101

ま・み・む

マイクロペニス	13, 83, 85, 103, 105
末期腎不全	73, 74
未分化生殖細胞腫	38
未分化性腺	3, 19
無月経	4
―，原発性	70

ら・り

卵精巣	36, 40
―性DSD	6, 36, 86, 88, 92
リポイド過形成	21
留水腫（子宮・腟）	41

わ

彎曲短縮	79

欧　文

A・B

ACTH	11
―負荷試験	12
ambiguous genitalia	15, 35, 65, 86, 88, 92
AMH（anti-Müllerian hormone）	3, 10, 20, 23, 30
Antley-Bixler症候群	120, 122
ARX症候群	27
ATRX症候群	26
*BMP15*遺伝子	28

C

C-KIT（CD117）	30, 34
CAIS（complete androgen insensitivity syndrome）	100
campomelic dysplasia	79
Charcot-Böttcher類結晶	30
cloaca	39
cloacal extrophy	131
CT	39

D

*DAX1*遺伝子	28
*DAZ*遺伝子	27
deleted in azoospermia	27
Denys-Drash症候群	28, 72, 74, 78
*DHCR7*遺伝子	97
DHT（dihydrotestosterone）	3, 20, 56, 93, 94
―軟膏	104
*DMRT1*遺伝子	28
DSD（disorder of sex divelopment）	2, 15
dysgenetic ovary	81
dysgenetic testis	66
dysgerminoma	38, 62

F

FISH-Y	12
*FOXL2*遺伝子	28
Frasier症候群	28, 72
FSGS（focal segmental glomerulosclerosis）	72

G

G-banding	12
GBY (gonadoblastoma locus on Y)	31
gender	
—assignment committee	15
—identity	16
—role	16
GH (growth hormone) 治療	62
gonadoblastoma	37, 62, 70
Graaf 卵胞	34
gubernaculum	21

H

hCG (human chorionic gonadotropin)	11, 23
—負荷試験	8, 11, 90, 93
hernia uteri inguinalis	24
hMG 負荷試験	12

I

INSL3 (insulin-like hormone)	3, 20, 23
intersex	25
IUGR (intrauterine growth retardation)	24, 127, 129

K

Kallmann 症候群	26
Kaufmann 療法	13
Klinefelter 症候群	27, 36

L

Leydig 細胞	3, 20, 30, 31
—低形成	9
—無形成・低形成	105, 106
LH (luteinizing hormone)	23
LH 受容体異常	105
LH-RH 負荷試験	8, 12

luteoma	124

M

mini puberty	9, 23, 24
mixed gonadal dysgenesis	35
MRI	39
Müller 管	3, 19
—遺残症	24
—遺残組織	49

O

OCT (octamer-binding transcription factor) 3/4	30, 34, 38
ovotesticular DSD	6, 36, 86, 88, 92
ovotestis	36, 40

P・R

PAIS (partial androgen insensitivity syndrome)	100, 103
PLAP (placental alkaliphosphatase)	30, 34
PMDS (persistent Müllerian duct syndrome)	24
PORD	57
POR 異常症	6, 8, 120, 122
Prader IV 型	124
Prader 分類	47, 112
PTSD (posttraumatic stress disorder)	50
Reinke 結晶	30
RSPO1 遺伝子	28

S

Sertoli 細胞	3, 10, 20, 30, 31
sex cord	30
sex determining region Y	27
sex reversal	70
sexual orientation	16
SF1 遺伝子	28

Smith-Lemli-Opits（SLO）症候群	97	Turner症候群	6, 24, 26, 34, 62
*SOX9*遺伝子	27, 79, 81	**V・W**	
spermatogonia	31		
SPL（stretched penile length）	85	VATER association	43
*SRY*遺伝子	2, 24, 27, 108	WAGR（Wilms tumor-aniridia-genitourinary anomalies-mental retardation）症候群 28
StAR（steroid acute regulatory protein）	21		
―異常	95		
streak gonad	35, 66	Wilms腫瘍	28, 74, 76, 77
streak ovary	24	*WNT4*遺伝子	28
Swyer症候群	70	Wolff管	3, 19
		*WT1*遺伝子	28, 72, 74, 78
T		**X・Y**	
T（testosterone）	56		
T2強調像	39, 40	X染色体	26
transverse testicular ectopia	25	XX male	108
TSPY（testis-specific protein Y-encoded）	30, 38	XX男性	27
		Y染色体	27

ギリシャ文字・数字

αサラセミアX連鎖精神遅滞症候群	26	17α-水酸化酵素欠損症	59
2次卵胞	34	17-ヒドロキシプロゲステロン	110
3β-水酸化ステロイド脱水素酵素欠損症	59	21α-水酸化酵素欠損症	11
5α-還元酵素	3, 20, 93	21-水酸化酵素欠損症	9, 57, 110
―欠損症	9, 59, 93, 103	46, XX DSD	6
11β-水酸化酵素欠損症	57	46, XY DSD	6
17OHP	9, 11, 110, 118		

- JCOPY 〈(社)出版者著作権管理機構 委託出版物〉
  本書の無断複写は著作権法上での例外を除き禁じられています．
  複写される場合は，そのつど事前に，(社)出版者著作権管理機構
  （電話 03-3513-6969，FAX03-3513-6979，e-mail：info@jcopy.or.jp）
  の許諾を得てください．

- 本書を無断で複製（複写・スキャン・デジタルデータ化を含みます）
  する行為は，著作権法上での限られた例外（「私的使用のための複
  製」など）を除き禁じられています．大学・病院・企業などにおい
  て内部的に業務上使用する目的で上記行為を行うことも，私的
  使用には該当せず違法です．また，私的使用のためであっても，
  代行業者等の第三者に依頼して上記行為を行うことは違法です．

大阪府立母子保健総合医療センター編

性分化疾患ケースカンファレンス　　ISBN978-4-7878-2101-0

2014年7月11日　初版第1刷発行

編　　集	地方独立行政法人 大阪府立病院機構 大阪府立母子保健総合医療センター
編集主幹	位田 忍，島田憲次
発 行 者	藤実彰一
発 行 所	株式会社　診断と治療社
	〒100-0014　東京都千代田区永田町2-14-2　山王グランドビル4階
	TEL：03-3580-2750（編集）　03-3580-2770（営業）
	FAX：03-3580-2776
	E-mail：hen@shindan.co.jp（編集）
	eigyobu@shindan.co.jp（営業）
	URL：http://www.shindan.co.jp/
表紙デザイン	株式会社　ジェイアイ
本文イラスト	小牧良次（イオジン）
印刷・製本	株式会社　加藤文明社

©Shinobu IDA, Kenji SHIMADA. 2014. Printed in Japan.　　［検印省略］
乱丁・落丁の場合はお取り替えいたします．